资助项目

2019年科技部国家重点研发计划中医药现代化研究

"十五个少数民族医防治常见病特色诊疗技术、方法、
方药整理与示范研究"

（项目编号：2019YFC1712500，课题编号：2019YFC1712501）

特色畲药科普汇编

袁宙新　林娜　张晓芹 ◎ 主编

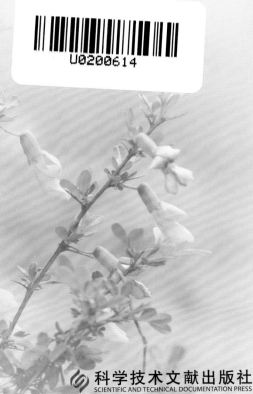

科学技术文献出版社
SCIENTIFIC AND TECHNICAL DOCUMENTATION PRESS
·北京·

图书在版编目（CIP）数据

特色畲药科普汇编 / 袁宙新，林娜，张晓芹主编. —北京：科学技术文献出版社，2022.3
ISBN 978-7-5189-8598-2

Ⅰ.①特… Ⅱ.①袁… ②林… ③张… Ⅲ.①畲族—民族医学—中药材—普及读物 Ⅳ.① R298.308-49

中国版本图书馆CIP数据核字（2021）第230464号

特色畲药科普汇编

策划编辑：张 蓉 责任编辑：彭 玉 张 波 责任校对：文 浩 责任出版：张志平

出 版 者	科学技术文献出版社
地 址	北京市复兴路15号 邮编 100038
编 务 部	（010）58882938，58882087（传真）
发 行 部	（010）58882868，58882870（传真）
邮 购 部	（010）58882873
官 方 网 址	www.stdp.com.cn
发 行 者	科学技术文献出版社发行 全国各地新华书店经销
印 刷 者	北京地大彩印有限公司
版 次	2022 年 3 月第 1 版 2022 年 3 月第 1 次印刷
开 本	850×1168 1/32
字 数	206千
印 张	8
书 号	ISBN 978-7-5189-8598-2
定 价	88.00元

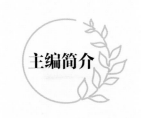

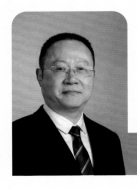

袁宙新

浙江省丽水市中医院药剂科主任，副主任药师

专业特长： 主要从事医院中草药制剂的研究与开发，特别是畲药的研究；重视中药资源普查和民间资料的收集，开展科研项目的研究及推广，具有丰富的畲药研究经验。

学术成果： 参与省市级中草药方面科研项目14项，主持国家科技部重点研发计划项目"十五个少数民族医防治常见病特色诊疗技术、方法、方药整理与示范研究"畲药子课题，出版专著5部。

社会任职： 现任中国民族医药学会畲医药分会常务理事、中国民族医药学会科普分会常务理事、中国民族医药协会专家智库专家组成员、丽水市药学会常务理事、丽水市畲族医药研究会常务理事、丽水市药学会临床药理专业委员会副主任委员、丽水市药学会医院药学专业委员会委员、丽水市药学会中药与天然药物专业委员会委员、丽水市中医药学会中药饮片价格分会副主任委员、丽水市中药药事质控中心副主任委员。

所获荣誉： 获浙江省第十一届"优秀药师"称号，获国家发明专利3项，获省市级科技进步奖5项等荣誉。

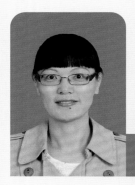

林 娜

浙江省丽水市中医院药剂科副主任，兼中药房主任，主任中药师

专业特长： 从业 27 年来分别从事过中药调剂、院内制剂检验及膏方制作、库房中药饮片验收与质检、中药药事管理及畲药的开发研究等工作，目前从事中药药事管理工作，擅长中药饮片的验收与鉴定、畲药资源调查、畲药及中药知识科普。

社会活动： 2016 年完成近 2 万字的《丽水长寿人群自我保健方式与药食两用中草药关系的调研》报告；近两年来，积极推进畲医药及中医药文化的科普活动，多次组织畲医药及中医药文化进校园、进社区、下基层等活动；2014 年年初组建了辨认药用原植物"百草团"小组，定期上山辨识、采集药用植物标本，目前"百草团"小组在省内同行中享有一定的知名度；2018 年开始带领团队成员在丽水市中医院微信公众号定期推出"百草团"之畲药科普系列内容，截至 2021 年末已发表畲药科普文章 60 余篇。

社会任职： 现任中国民族医药学会畲医药分会常务理事、中华中医药学会中药炮制分会委员、中华中医药学会中药制药工程分会委员、浙江省中医药学会中药制剂分会常务委员、丽水市中药药事质控中心副主任委员、丽水市畲族医药研究会常务理事。

所获荣誉： 获首届全国中药特色技术传承人才、第九届"华东—千红杯"优秀医院药师等称号，"十三五"浙江省中医药（中西医结合）重点学科畲医药心血管病学后备学科带头人、丽水市畲医药心脑血管病学创新团队主要成员、丽水市医学卫生重点学科（药剂学）后备学科带头人。

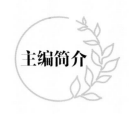

主编简介

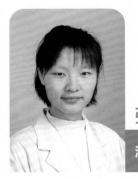

张晓芹

浙江省丽水市中医院药学研究中心副主任

专业特长：从事中药制剂研发、质量标准提升，以及畲医药的传承和开发研究。

学术成果：以第一作者或通讯作者发表论文 17 篇，其中 SCI 收录论文 2 篇，以副主编出版专著 3 部，承担及参与科研项目 16 项。

社会任职：现任中国民族医药学会畲医药分会常务理事、中国中药协会精准中药专业委员会委员、浙江省药学会药物制剂专业委员会青年分会委员。

所获荣誉：获丽水市第四届"绿谷新秀"荣誉称号，入选浙江省"中医药青苗人才"培养计划、丽水市"138 人才工程"第二层次培养人员，丽水市中医院畲医药学科后备学术带头人、畲医防治心脑血管病后备学科带头人，获中国民族医药学会科技进步三等奖 2 项、丽水市自然科学优秀论文二等奖 1 项，获国家发明专利 2 项等。

编委会

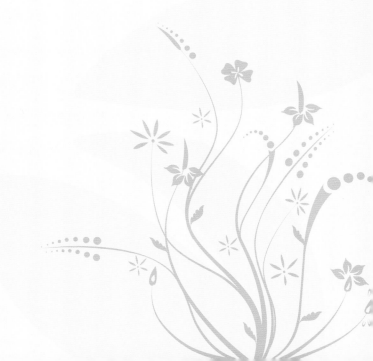

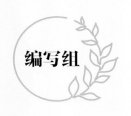

编写组

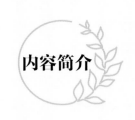

内容简介

　　畲民采集草药，自研医术，经过一代又一代的传承完善，畲医渐渐自成一脉，具有浓厚的民族特色。至今，畲医已有1000多年的历史。畲医用药也有别于中医，常用的畲药有500多种，也有独特的命名方式，甚至各地畲医叫法也不同。畲药主要以植物为主，随采随用，讲究新鲜。经过不断的历史传承，越来越多的畲药开始走入大众视野。

　　本书根据畲药的生长习性、药用价值，将常用畲药从"春、夏、秋、冬"4个章节进行了科普介绍，以通俗的语言从畲药的民间应用、形态特点、民间验方、应用注意等方面进行了编写，共收载常用畲药56种，其中包括食凉茶、嘎狗噜、白藤梨根等多种典型的畲药，每种畲药均配有总结性的标题或者富有诗意的开篇诗句，让读者在收获知识的同时，享受一种良好的读书体验。

　　本书是一部民间畲药科普集，为广大老百姓认识畲药、喜欢畲药、应用畲药提供了良好的参考资料，同时可供中医药生产、流通、使用的企业阅读参考。

序　言

　　畲族是我国东南地方一个历史悠久的少数民族，据 2010 年第六次全国人口普查结果显示，全国畲族总人数 708 651 人，主要分布在闽、浙、赣、粤、黔、皖和湘 7 省，其中 90% 以上居住在闽、浙、赣、粤的山区或半山区。丽水市景宁畲族自治县是全国唯一一个畲族自治县，常住畲族居民 1.45 万，占全县人口的 13.5%，具有丰富的畲药资源。

　　我国常用畲药品种 520 种，其中国家一级保护野生植物 5 种，国家二级保护野生植物 15 种，浙江省重点保护野生植物 6 种，畲族特有药用植物 11 种，2015 年版《浙江省中药炮制规范》收载畲药品种 11 种。畲药是我国民族医药的重要组成部分，然而目前对于畲药的挖掘研究还较少。

　　本书基于浙西南畲药的特点，对临床或民间应用较多的畲药做了系统的归纳和介绍，具有较强的实用性。书中对相关植物特点的描述简洁、清晰，对民间验方的介绍为以后畲药复方的开发奠定了良好的基础。

　　本书编者用时 3 年，精心编撰，对畲药的开发利用和资源保护做出了重要贡献。本书可供广大民族医药与中医药工作者、中药与民族药材企业、生产单位和管理部门相关人员参考使用。

　　在本书出版之际，谨作此序向各位读者进行推荐，并向编者们致贺。

北京中医药大学中药学院中药鉴定系主任

刘春生

2021 年 8 月 1 日

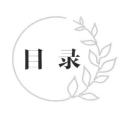

目 录

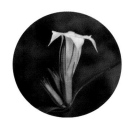 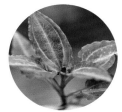 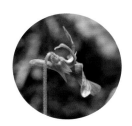

结香可知春先后，华双蝴蝶称仙友，
乌饭叶采三月三，一遍楤木鸟喋口。

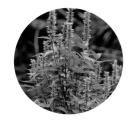 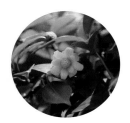 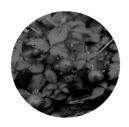

铜锤玉带透蝉声，香薷藿香盐肤盛，
又见一季醉鱼花，牛至腐柴解暑烹。

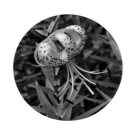
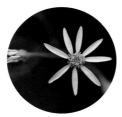
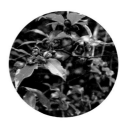

香牵十步袅袅风，万物礼肃碧海桐，
拐枣魔芋水晶葱，红茴薜荔治疗功。

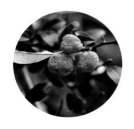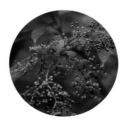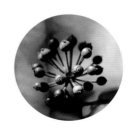

植木堂前红乌桕，菜蓂若星青钱柳，
白毛夏枯感冰霜，贯众栌兰林间秀。

第一章／春

结香可知春先后，

华双蝴蝶称仙友，

乌饭叶采三月三，

一遇楤木鸟噤口。

第一节 华双蝴蝶
畲药里的"梁祝"，肺病里的良药

立春之后，东风解冻，散而为雨。雨水至，一候獭祭鱼，二候鸿雁来，三候草木萌动。一朝春雨过，万物皆清朗。万物复苏，流行性感冒等肺部疾病也随着气温的变暖而好转。在防治流行性感冒等肺部疾病的过程中，中医药起到了重要的作用。畲药里就有一味因基生叶的形状酷似人的两叶肺脏，而多用于治疗肺炎、肺脓肿，甚至肺癌等肺部疾病。接下来就带大家了解一下这味形状酷似"肺脏"的畲药——华双蝴蝶（图1-1-1）。

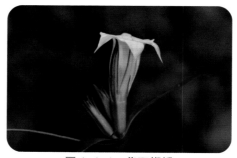

图 1-1-1　华双蝴蝶

【民间应用】

华双蝴蝶除基生叶上网状的脉纹而形似两叶肺，也因其基生叶长得像一双蝴蝶而得名。华双蝴蝶，畲药名又叫金告杯、铁交杯、龙胆草，它还有一个特别形象的名字——肺形草，听到这个名字，是不是很容易猜到它的作用呢！是的，华双蝴蝶的主要功能是清热解毒、止咳止血，用于治疗支气管炎、肺痨咯血、肺炎、肺脓肿，现在多用于治疗肺癌。你可千万别小看了肺形草，除了治疗肺部疾病，它还有很多其他疗效呢！民间还常用它来治疗肾炎、泌尿系统感染，外用治疗疔疮疖肿、乳腺炎、外伤出血，还可用于治疗毒蛇咬伤哦！

【植物形态】

　　华双蝴蝶是龙胆科多年生无毛草本，茎细长缠绕，直径 2~3 毫米，基生叶 4 片，两大两小，对生无柄平贴地面呈莲座状，叶片上面常有网纹，像极了两只蝴蝶（图 1-1-2）；茎生叶叶片披针形或卵状披针形，常具短柄（图 1-1-3）；花单生叶腋，淡紫色或紫红色，花萼顶端 5 裂，花冠狭钟形，裂片三角形，先端渐尖；蒴果 2 瓣开裂，种子多数，三棱形，有翅。

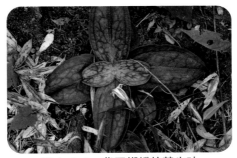

图 1-1-2　华双蝴蝶的基生叶

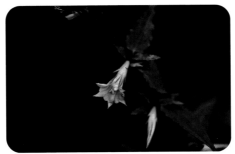

图 1-1-3　华双蝴蝶的茎生叶

【相似植物区别】

　　不知道看过这些图片，大家对华双蝴蝶有没有一定的了解了呢？接下来再带大家去见一见另外 2 个容易与它混淆的"兄弟"吧。

首先是与华双蝴蝶一同被称为"大青"的细茎双蝴蝶，因其与华双蝴蝶长相相似，功效相近，在民间也有小范围的使用。

🍃细茎双蝴蝶与华双蝴蝶的主要区别：基生叶上面无网纹，叶背面呈紫红色，基生叶不平贴地面呈莲座状（图1-1-4）；子房柄较长，将蒴果托出萼筒以外（图1-1-5）。

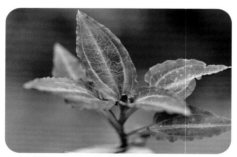

图 1-1-4　细茎双蝴蝶的基生叶

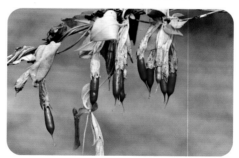

图 1-1-5　细茎双蝴蝶的果实

另一个要注意区别的则是华双蝴蝶的"同门兄弟"——香港双蝴蝶。

🍃香港双蝴蝶与华双蝴蝶的主要区别：基生叶上面也无网纹，叶背面呈紫红色，基生叶不平贴地面呈莲座状（图1-1-6）；子房柄较短，蒴果一半包在萼筒内（图1-1-7）。

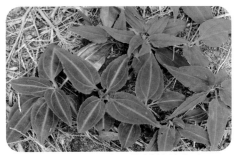

图 1-1-6　香港双蝴蝶的基生叶

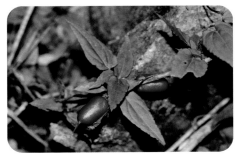

图 1-1-7　香港双蝴蝶的果实

【现代研究】

现代研究发现，肺形草具有一定的抗癌活性、免疫调节活性、细胞毒活性等。研究还发现，肺形草中含有的黄酮类成分具有明显的消炎止血作用，在治疗支气管炎、肺痨咯血、肺炎、肺脓肿、肾炎、淋症、乳腺炎及外伤出血等方面效果显著。

【民间验方】

下面，为大家整理了几个简单好用的民间验方。

1. 治疗肺热咳嗽、劳伤吐血：肺形草 5 ~ 6 钱（鲜品用量加倍）、冰糖 1 两，水煎服。

2. 治疗咳嗽多痰及肺痈：肺形草 2 ~ 3 钱，水煎冲白糖服，或配伍其他清肺药同煎服。

3. 治疗痈肿：鲜肺形草（捣烂如泥），加鸡蛋白少许同捣匀，敷患处，每日换药 1 次。

4. 治疗肾炎：肺形草 4 钱、灯芯草 5 钱、玉米根 1 两，水煎服，每日 1 剂。

5. 治疗小儿高烧：肺形草 2 钱、冰糖少许，水煎服，每日 1 剂。

6. 治疗疮疖、疔疽：肺形草鲜叶捣烂，敷患处，每日换药 2 次，再用全草 3 ~ 5 钱，水煎服。

【温馨提示】

1. 民间多用华双蝴蝶的幼嫩全草作为肺形草入药，但近几年，华双蝴蝶的资源日渐减少，2015 年版《浙江省中药炮制规范》收载的肺形草的来源已是"全草"，说明两者功效并无明显差异，从节约资源的角度建议使用"全草"入药。

2. 华双蝴蝶虽然对于肺炎有不错的预防和治疗效果，但是本品性寒，脾胃虚寒、阴虚火旺等人群不适宜使用。

3. 畬医讲究个性化用药，须根据患者的体质和病情，切忌盲目用药。

4. 自然界中形态相似的药物有很多，若自行采摘，一定要辨认清楚。

（杨巧君）

第二节 食凉茶
畲药里的"无冕之王"

俗话说"每逢佳节胖三斤,三斤之后又三斤,此胖年年无绝期。"在假期,人们大吃大喝的同时,除了长胖之外,还会出现消化不良、腹泻等肠胃问题。下面带大家了解一下浙江丽水地区家喻户晓且家中必备的既可消食降脂又可止泻的良药——食凉茶(图1-2-1,图1-2-2)。

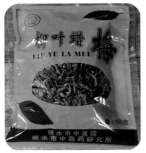

图1-2-1 食凉茶饮片

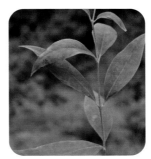

图1-2-2 食凉茶原植物柳叶蜡梅

【名字由来】

据说古时候畲族人民依山群居,主要以狩猎为生,经常是饥一顿饱一顿,每当打到野兽时,老老少少们都会围着篝火载歌载舞,喝酒吃肉以示庆贺,待到篝火熄灭之时,他们会随性地躺在篝火旁休息。由于吃得比较油腻,篝火熄灭后又易受凉,受凉后就特别容易出现感冒、消化不良、腹泻等症状,经过长期的生活实践,畲族人民发现有些植物的叶可以治疗这些症状,而且效果十分明显,故取名食凉茶。由于畲族是一个只有语言没有文字的民族,2005年版《浙江省中药炮制规范》收载"食凉茶"这味药时,就取了其畲语的音译作为药材的正式名称。

【相似植物区别】

作为浙江丽水地区民众知晓率最高、使用最频繁、使用范围最广、疗效最确切的一味畲药。它的原植物究竟是什么呢？下面就带大家一起去详细了解一下吧。

食凉茶为蜡梅科植物柳叶蜡梅和浙江蜡梅的叶，听这个专业名字大家可能有点陌生，但说起它俩的另一个亲兄弟"蜡梅"，大家脑海立马就闪过"就是公园或庭院里开着黄色的蜡质小花，到处'花枝招展显摆的那位'吗？"

但蜡梅叶没有香气，而柳叶蜡梅和浙江蜡梅，在离它们还有几米远的距离，就能闻到沁人心脾的香气啦（图1-2-3）。

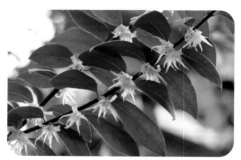

图1-2-3 柳叶蜡梅的花

这俩长得很像的"亲兄弟"只要掌握几个关键点就能很快进行区分了。

🍂 植株形态的区别 柳叶蜡梅：半常绿小灌木，在冬季落叶，所以冬天远看去枝条上叶少得可怜；浙江蜡梅：常绿小灌木，冬季基本不落叶，远看还是枝繁叶茂的样子。

🍂 叶的区别 柳叶蜡梅：叶片纸质，长椭圆形，叶面粗糙，叶背有白色粉霜（图1-2-4）；浙江蜡梅：叶片革质，卵圆形，叶面有皮革样光泽、光滑，叶背无白色粉霜（图1-2-5）。

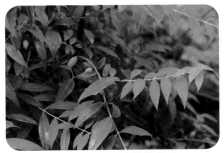

图 1-2-4　柳叶蜡梅的叶

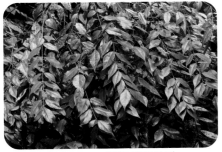

图 1-2-5　浙江蜡梅的叶

◐ **果实的区别**　两者果托的形状与先端开口的大小不同。柳叶蜡梅：果托梨形，先端开口小、收缩（图 1-2-6）；浙江蜡梅：果托钟形，先端开口大（图 1-2-7）。

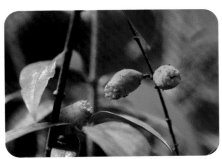

图 1-2-6　柳叶蜡梅的果实

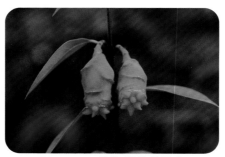

图 1-2-7　浙江蜡梅的果实

🌢 **气味的区别**　柳叶蜡梅：其叶气较清香，不冲鼻；浙江蜡梅：其叶气香而冲鼻，气味偏清凉（两者所含挥发油的具体含量有所差异）。

【现代研究】

食凉茶的人工种植：2005 年以来，丽水市农科院成功解决了柳叶蜡梅的相关种植技术，并建立了 100 余亩的中药材生产质量管理规范（Good Agricultural Practice for Chinese Crude Drugs，GAP）种植基地，科研人员还欣喜地发现，柳叶蜡梅因含特殊气味，种植过程病虫危害极少，这些均为产业化开发奠定了扎实的基础。柳叶蜡梅毒性极低，2014 年已被国家卫生健康委员会批准为新食品原料，适合肠胃功能虚弱的人群长期泡服。

另有研究发现，柳叶蜡梅中维生素 B_1、维生素 B_2、维生素 C 含量丰富，并含有 18 种人体必需的氨基酸，其氨基酸含量高出任何一种茶品，同时还含有大量人体所必需的微量元素，是一种很好的保健茶。食凉茶在治疗脾胃病和抗肿瘤方面有非常好的疗效，科研人员提取其挥发油，用特殊的工艺制成胶囊，经试验其在肝胃不和、寒湿困脾和消化功能紊乱引起的肠胃不适、腹部胀痛和泄泻等消化系统疾病方面显示了良好的效果。

食凉茶与很多芳香类中药相比，挥发油含量较高，每 100 克鲜叶最高可达 3.3 毫升左右，最低也在 2.0 毫升以上。在长期的科研过程中，研究人员还发现，即使在室温下保存，食凉茶因含特殊气味，几乎不会生虫，原因可能与其所含成分桉油精有关。继而猜想：食凉茶除开发药用和保健茶之外，是否还可以制作成类似于樟脑丸的衣柜清香剂或者衣服防腐剂等日用品，这样就大有开发前景啦！

通过研究食凉茶所含挥发油含量差异的实验发现，一年中食凉茶在夏秋季挥发油含量相对较高，是最佳采收季节，这也验证了叶类中药宜在枝繁叶茂时采收的传统中医理论。食凉茶的老叶质地相对较硬，久贮叶子易变黄，适合配方入药，采其嫩叶通过"杀青"工艺，保存叶绿素，炒成如茶叶一样卷曲的形状，既可提高品相，又利于保存，所以适合泡茶饮用（图1-2-8）。

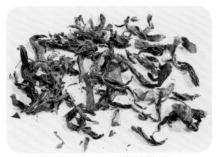

图1-2-8　食凉茶

【民间验方】

食凉茶，性凉，味微苦、辛，具有祛风解表、清热解毒、理气健脾、消导止泻的功效，主治风热表证、脾虚食积、胃脘痛、嘈杂、吞酸、腹胀、腹泻，内服煎汤或开水泡6～15克代茶饮。食凉茶既是有名的"松阳端午茶"中必不可少的主药，又被广泛用于降脂、解暑等保健茶中。在丽水地区，食凉茶几乎家家必备，因为佳节期间，饮食相对油腻，容易引起食积、腹泻等，此时，女主人会泡一大壶，给家人和亲朋好友作保健茶饮用。另外，服用食凉茶最多的是儿童，因为儿童容易受凉、积食等，食凉茶因疗效明确、单味药泡服方便、口感较好而广受好评。

以下给大家总结了食凉茶的民间常用验方。

1. 治疗过食荤腥、食积不化：食凉茶 6 克，开水泡服。

2. 治疗腹胀、吞酸、胃脘痛：食凉茶 9 克，水煎服。

3. 治疗和预防流行性感冒：食凉茶 6 ~ 9 克，水煎服。

4. 治疗胃炎、胃及十二指肠溃疡：食凉茶 15 克，水煎服。

5. 治疗脾虚腹泻：食凉茶 10 克，开水泡服。

【温馨提示】

　　食凉茶大剂量使用时，偶有恶心、上腹不适等不良反应，因此在服用时，请注意用量。

（李丕回）

第三节　结香
连绵春雨无绝期，结香花开送春来

春季多风雨和寒湿，也是感冒咳嗽、风湿骨痛等疾病多发的季节，下面给大家介绍一味在早春开花又能治疗春季多发的风湿骨痛、咳嗽痰多的畲药——结香（图 1-3-1）。

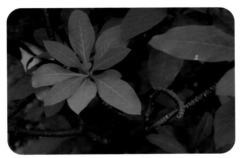

图 1-3-1　结香

【民间应用】

结香因其枝条柔软，可以打结不断而得名，畲药名水昌花、落雪花、雪里开、黄瑞香等。结香多生长在山坡、山谷、土壤肥沃的林下或灌丛中，民间的房前屋后也会有栽种。丽水山区各地都有分布，遂昌目前有大面积种植。结香既是美丽的观赏性植物，也是通体是宝的药用植物。

结香的花蕾、叶、根均可入药。花蕾具有润肺止咳化痰、滋养肝肾、明目退翳的功效，主要用于治疗久咳痰多、夜盲、翳障、目赤流泪、羞明怕光、小儿疳眼、头痛、失音等；叶具有消痈散结的功效，主要用于治疗疔疮肿毒；根具有舒筋活络、祛风湿、滋养肝肾等功效，主要用于治疗风湿痹痛、跌打损伤、肾亏遗精等。

民间畲医常用结香花治疗肺痨和久咳痰多等，记得儿时感冒咳嗽久了，长辈们就会用结香花来泡茶或煎煮服用，花香浓郁，既好喝又有效。

【植物形态】

结香是瑞香科落叶灌木，树约有一人高（2米左右），枝条较粗壮，棕红色，具皮孔，常呈三叉状分枝（图1-3-2），幼嫩的枝条表面有淡黄色或灰色绢状柔毛。

结香花与瑞香花很相似，都是半球形的花（头状花序）；结香在冬季里只结了花苞（花蕾），花苞看上去很结实，里面藏着三五十朵小花骨朵；未开放的花蕾单看呈一个个短棒状，棒状花蕾外面长满绿黄色的毛茸（图1-3-3）。

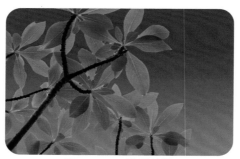

图1-3-2　结香的枝

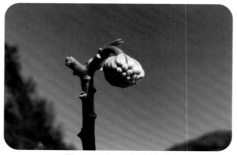

图1-3-3　结香的花

在每年的 3 ~ 4 月份,结香会先开花后长叶,所以,古人用诗句"冬满蕴花蕾,春初展玉身"来赞美它。它的花骨朵多长在枝梢叶腋,整朵花的花梗看上去较粗短,稍微往下弯,看上去像挂在枝头,总花梗上长着密密的长绢毛,无小花梗,看上去像小喇叭一样的小花其实是花萼,花萼呈管状,分裂成 4 片,花外面长满黄白色绢状长柔毛,内面是黄色,远远看去像朵小黄花(图 1-3-4)。

结香的花开后叶子才长出,叶互生,常聚集在枝头,叶片纸质,椭圆状长圆形或椭圆状倒披针形,先端急尖或钝,基部楔形而下延,上面绿色,有疏绒毛或后变无毛,下面粉绿色,具长硬毛(图 1-3-5)。

结香的果呈卵圆形,绿色,顶端被毛,果期 8 ~ 9 月(图 1-3-6)。

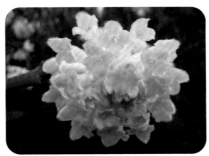

图 1-3-4　结香的花萼

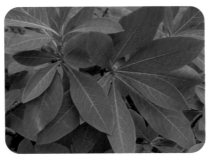

图 1-3-5　结香的叶

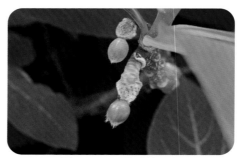

图 1-3-6　结香的果实

【民间验方】

1.治疗久咳痰多：结香花蕾 15 克、千日白（千日红的变种）15 克，水煎服。

2.治疗肺虚久咳、夜盲症：结香花 9 ~ 15 克，水煎服。

3.治疗胸痛、头痛：结香花 15 克、橘饼 1 块，水煎服。

4.治疗风湿痹痛、跌打损伤：结香根 15 克，水煎服。

5.治疗疔疮：结香鲜叶适量，捣烂外敷。

【温馨提示】

初春天气乍暖还寒，气候变化仍较大，春天适当捂一捂和适当的运动，可以减少疾病的发生。

（刘春露）

第四节 檵木
倒春寒中的红霞帔

檵木初开思杳然，因花造字古来鲜。
风吹红树层林艳，雨润丝花翠枝甜。
——楚留香歌《红花檵木》

阳春三月，本应是阳光明媚，春意盎然的时节，可有时也会阴雨绵绵。在连绵不断的春风细雨里，不知道大家是否注意到，路边或者小区的绿化带里有一种叶为红色的灌木已经悄悄地开出了美丽的红花，它就是红花檵木。也许大家都见过它，但不知道它的名字，红花檵木是中国特产的一种既可观花又可观叶的树种，也是檵木的变种，还是民间使用频率很高的一味畲药哦（图1-4-1）。

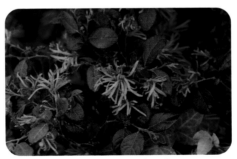

图1-4-1 红花檵木

【民间应用】

下面就带大家了解一下这味畲药——坚七扭，它是金缕梅科檵木属植物檵木的干燥根，又名七七扭、坚漆等，是2015年版《浙江省中药炮制规范》新增的唯一一味畲药。除根外，民间畲医也常取檵木的叶入药。还记得孩提时贪玩，哪里嗑伤出血后，长辈们就采些檵木的叶子，嚼碎敷在伤口上止血，可见叶的止血作用在民间应用很广。檵木是我国特有的植物，我们的祖先还为它发明了专门的汉字——檵（jì），这个字的意思就是花瓣呈丝状，共4枚，真是创意无限啊（图1-4-2）！

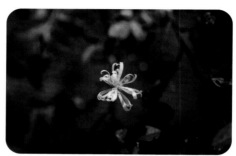

图1-4-2　白花檵木

【植物形态】

　　檵木有红花檵木和白花檵木之分，两者在其他方面没有太大差别，只是花色不同（图1-4-3）。不过白花檵木多生长在野外，春天开白色花，若是此时，在山里远远看见一树穗状雪白色花树，很有可能就是它啦！值得一提的是，虽然一般都叫它白花檵木，但这只是为了和红花檵木作对照的叫法，其在《中国植物志》的名字就是檵木，白花在此只是个形容词。

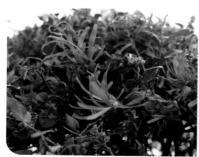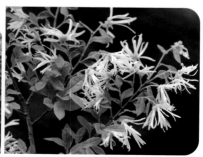

图1-4-3　红花檵木和白花檵木

在畲族民间，药用的一般都是白花檵木，据《中国植物志》记载，红花檵木是近几十年出现的一个变种，多为园艺栽培。

檵木多分枝，小枝有星毛；叶革质、卵形，先端尖锐，基部钝，不等侧，上面略有粗毛或秃净，下面被星毛，呈灰白色（图1-4-4）；花3～8朵簇生，有短花梗，白色，花序柄长约1厘米，被毛；花瓣4片，带状，长1～2厘米，先端圆或钝，花期3～4月（图1-4-5）；蒴果卵球形，被黄褐色星状柔毛；种子亮黑色，卵球形。

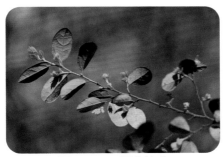

图1-4-4　檵木的叶

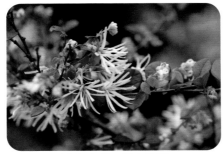

图1-4-5　檵木的花

【现代研究】

据研究报道，从檵木中分离鉴定出了50余个化合物，结构类型包括鞣质类、黄酮类、木脂素类和萜类等。现代药理研究表明，檵木主要具有抑菌、消炎、促进伤口愈合和抗氧化等生物活性。此外，檵木叶总黄酮提取物对脑缺血有明显的保护作用。红花檵木中的主要物质为多酚类、鞣质类和香豆素类化合物，具有广泛的药理活性，如抗氧化、消炎、抗诱变、抗肿瘤形成与生长等。

【民间验方】

　　檵木全身都是宝，根、叶、花、果实均能入药，具有通经活络、收敛止血、清热解毒、止泻等功效。檵木的叶全年可采，鲜用或干燥，叶以色绿者为佳；花于春季采收，阴干，以气清香、色淡黄者为佳。

　　下面再为大家提供几个檵木的民间验方。

　　1. 治疗痔疮：檵木嫩叶适量，研成细粉，外敷。

　　2. 治疗崩漏：檵木叶 50 克，水煎 200 毫升，一次服完，次日服参类补品；或用檵木须根 15 克、乌脚鸡 9 克，水煎服，每日 1 剂。

　　3. 治疗产后出血：檵木根 15 克、海金沙 6 克、地骨皮 9 克、益母草 6 克、龙须草 9 克，水煎服。

　　4. 治疗刀伤出血：檵木叶适量，嚼碎外敷患处。

【温馨提示】

　　檵木具有良好的药用价值，并作为民间草药使用，有悠久的历史。其变种红花檵木也是重要的民间药用资源，具有综合开发价值，但是还要提醒大家，檵木入药部位虽多，也不可过量服用哦。

（叶垚敏）

第五节 金雀花
春食金雀花，补益气色佳

石缝崖头生苦根，斗寒抗暑毅超群。
仲春花蕊迎朝露，盛夏虬枝送日荫。

当山川湖泽迎着霏霏雨雪走过了漫长的祁寒冬日，当市井方巷在轻拂杨柳的剪剪清风中苏醒过来，暖洋洋的春日为大地铺开了层层新绿，万千色彩也仿佛在顷刻间聚拢来。在这大好春光里，花光如颊，绿芽罗布，百花齐放，不知道大家是否喜欢去野外摘点新芽，采点花朵，让春天的餐桌上多点自然的味道。在丽水地区，常常见到有人拎着篮子到田野间、山坡上采一些这个季节特有的野菜，如香椿、蕨菜、荠菜、败酱草、韭菜、薤白等，下面带大家了解下这次的主角——金雀花（图1-5-1）。

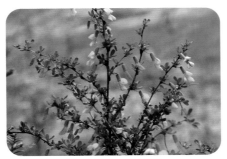

图1-5-1　金雀花

【生长环境】

金雀花是豆科植物锦鸡儿的花，因其花瓣前端稍尖，旁边又分两瓣，就像一只飞翔的鸟雀，色金黄，故而得名（图1-5-2）。其在畲药里又名鸡卵花、卵草花、土黄芪等，常见于林缘草地、山坡、路旁荒地，喜光，常生于山坡向阳处。因其根系发达，具有根瘤，

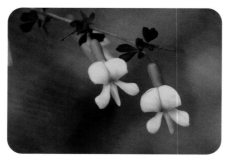

图 1-5-2　金雀花

抗旱耐瘠，能在山石缝隙处生长。所以在我国各地都有广泛的分布，如甘肃、新疆维吾尔自治区等。除此之外，印度、尼泊尔、不丹、斯里兰卡等地也有分布。金雀花不仅抗旱耐瘠、移植易成活，还有很好的观赏性，所以在绿化祖国大西北的工程中，也将会越来越多地出现它的"倩影"。

【植物形态】

　　金雀花的花期是 4 ~ 5 月份，开花时节远看那些花苞，仿佛是大自然的"精灵们"争相在晾晒各自的五彩棉袄，甚是壮观。在这段时间总会看到有人拎着篮子在山坡上，蹲在荒地旁，轻轻摘下一只只"小金雀"，洗净后，与鸡蛋或蒸或炒，做成一盘美味（图 1-5-3）；或是抓一把金雀花与冰糖一起泡茶，清香可口；

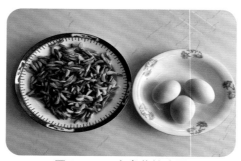

图 1-5-3　金雀花炒鸡蛋

还可以在煲汤时放入金雀花或根，顿时香味四溢。正所谓"扯的山花不作季，入锅爆炒满香味，福了口舌更入胃，香溢满堂众人遂。"这便是春天最美妙的味道！

不知道大家是否对金雀花的"长相"充满好奇，是否也想尝尝金雀花炒鸡蛋的味道，下面就带大家认识一下金雀花原植物的形态特征。

金雀花原植物锦鸡儿为灌木，小枝有棱，一回羽状复叶有小叶 2 对，上部 1 对常比下部的大，小叶片厚革质或硬纸质，倒卵状或长圆倒卵形，先端圆或微凹，有时有尖刺；小叶轴先端硬化成针（图 1-5-4）；托叶三角状披针形，先端硬化成针刺；花单生叶腋，花梗中部具关节，关节上有极细的小苞片；花冠初开时为鸡蛋黄色，逐渐黄色带红，凋谢时呈红褐色；荚果稍扁，无毛。

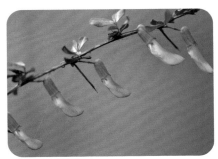

图 1-5-4　金雀花

【民间应用】

金雀花是大自然留给人类的宝贝，它不仅是餐桌上的美味，而且在民间也是应用比较广泛的畲药。金雀花，性微温，味甘，具有活血祛风、健脾、止咳的功效，可以治疗劳热咳嗽、头晕腰酸、气喘、妇科白带、小儿疳积、乳痈、跌打损伤等，民间俗称"鸡卵花"，除了指颜色接近鸡蛋黄外，还有层意思是其具有补益作用。另外，《植物名实图考》记载，金雀花具有"滋阴，补阳"的功效，可见其应用历史之久。

【民间验方】

2015 年版《浙江省中药炮制规范》不仅收载了金雀花，而且也收载了金雀根，下面一起来了解下金雀根。金雀根饮片呈类圆形，直径 0.5 ～ 1.8 厘米，外皮棕褐色或黑褐色，切面黄白色至淡黄棕色，皮部较厚，具纤维性，有的可见绵毛状纤维外露（类似黄芪），形成层环明显，质地比较硬（图 1-5-5），味微甘，嚼之有豆腥气（豆科植物）。因其和黄芪均属豆科植物，在气味和临床应用方面比较相近，所以民间称之为 "土黄芪"，是一味"群众基础良好"的药食两用的畲药，在各类炖品药膳中经常可见它的"身影"。

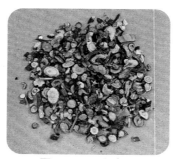

图 1-5-5　金雀根

金雀根，性平，味甘微辛，具有滋补强壮、活血调经、祛风利湿的功效，用于治疗高血压、头昏头晕、耳鸣眼花、体弱乏力、月经不调、妇科白带、乳汁不足、风湿关节痛、跌打损伤等。

下面总结金雀花和金雀根在民间的使用方法。

1. 治疗脾肾阳虚、眼花耳聋：金雀花若干，同猪肉做汤或蒸鸡蛋服。

2. 治疗干血劳：金雀花 4 ～ 5 两或鲜品 2 ～ 3 斤，蒸后分多次服。

3. 治疗小儿疳积：金雀花 1 钱，蒸鸡蛋吃，连服数日。

4. 治疗头痛、头晕、耳鸣眼花、寒咳及虚损：金雀花 5 钱，蒸鸡蛋服，或鲜金雀根皮 1 两，鸡蛋 2 个，炖服。

5. 治疗劳伤乏力、关节风痛、阴虚浮肿、盗汗：鲜金雀根 1 ～ 2

两，猪蹄 1 个，黄酒、水各半，炖服，连服数日。

6. 治疗妇女乳水不足：鲜金雀根 1 两，猪蹄 1 个，炖服，可催乳。

【现代研究】

除以上的功效和民间应用外，现代研究表明，金雀花的原植物锦鸡儿含有生物碱、黄酮类、皂苷、蛋白质、脂肪、碳水化合物、多种维生素和矿物质等成分。其中，黄酮类对人体具有滋养补益作用，可提高机体的免疫力；异黄酮成分能促进骨骼生长，调节骨代谢，预防骨质疏松；二苯乙烯低聚体类化合物具有较强的抗癌和抗病毒作用。经常喝金雀花茶可改善肤质，达到美容养颜的效果，在此推荐给爱美的姑娘们。金雀花还具有降血压、降血脂、软化血管等作用，对于风热感冒也非常有帮助。由此可见，无论是金雀花，还是金雀根，经常食用对身体大有好处。

【温馨提示】

1. 金雀花因是豆科植物，含微量有毒生物碱金雀花碱（类似扁豆），幼儿食用时需谨慎。

2. 金雀花和金雀根功效比较相近，从环境保护和资源可持续利用的角度，以服用金雀花为主。

3. 另外，野菜虽然好吃，但不要食用不认识的野菜，以免误食有毒野菜；野菜不可多吃，因多数野菜性寒，易造成脾胃虚寒等。

（金雪艳）

第六节 白苞蒿
春风拂面百花香，白苞蒿菜疗病伤

春暖花开，正是赏花踏青的好时节，路边的迎春花、玉兰花、山茶花、樱花、杜鹃花等次第开放，姹紫嫣红，满眼的春色，甚是迷人。蛰伏了一个冬天的人们，趁着这个好时节，纷纷在田野山间走走，既可饱眼福也可饱口福！

春分节气，气温回暖，雨水渐多，各类野菜也开始生长。野菜营养丰富，合理科学地食用，不仅美味还有益健康。除大家比较熟知的荠菜、马兰头、蒲公英、香椿等，下面介绍一款既可做美味佳肴又可抗肿瘤的野菜——白苞蒿（图1-6-1）！

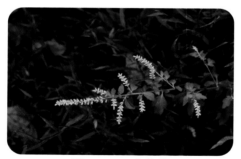

图 1-6-1 白苞蒿

【民间应用】

白苞蒿，畲药又名四季菜、假茼菜，因其叶细多歧，形似鸭足，搓之有艾香味，又名鸭脚艾，全草入药，具有清热解毒、活血化瘀、理气化湿、止咳的功效。畲医常用其治疗肝病、肿瘤（胃部肿瘤较多）、跌打损伤和疔疮痈毒，畲医理论认为这些疾病都有气血凝滞，因白苞蒿擅长理气活血、化瘀散结，又资源丰富、易采易得，因此也被尊为畲药里的三大抗癌药之一。

畲族民间还用白苞蒿治疗皮肤疮痒、腰扭伤、妇科白带等。在春耕农忙时，人们上山下地劳作的过程中容易出现腰扭伤，会采来白苞蒿煎汤服用；小孩子在农忙时经常跟着大人去田野玩耍，回来后身上长了小红疹，有经验的长辈就会用白苞蒿煎汤给小孩子擦洗；如果火气旺长了疖肿疮痈，有经验的长辈就采一把鲜白苞蒿草，捣烂外敷。

现代药理研究发现，白苞蒿含有黄酮类成分，具有镇痛消炎的作用，农村妇女会在月经期将白苞蒿和红糖或者鸡蛋一起煎煮，服食后不仅可以恢复气血，还可以止疼。

白苞蒿除了能够治疗疾病外，还是一种味道鲜美的野菜，春季人们可以采其嫩叶，用来煲汤、炖泥鳅、炒鸡蛋等，真是名副其实的横跨药食两界的"高手"啊！

此外，白苞蒿还可以治疗肾炎、食积腹胀、疝气；外治指头炎、外伤出血等，在广东、广西壮族自治区的部分地区也作中药"刘寄奴"（植物名为奇蒿）的代用品，在广东潮汕更是一种常见的蔬菜。

【植物形态】

白苞蒿是菊科多年生草本植物，在我国秦岭以南地区的野外都可以看到它的"身影"，茎直立，高 70 ~ 150 厘米，上部多分枝，无毛，具纵棱，绿褐色或深褐色；叶互生，叶薄纸质，基生叶与茎下部叶宽卵形或长卵形，羽状全裂，具长柄，开花时下部叶片多凋零；中部叶倒卵形，二回或一至二回羽状全裂，裂片 3 ~ 5，卵状椭圆形或长椭圆状披针形，顶端裂片长 3 深裂，具短柄和假托叶；上部叶较小，无柄，多 3 裂（图 1-6-2）。

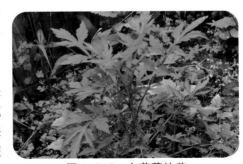

图 1-6-2　白苞蒿的茎

白苞蒿的花序多数为头状花序、卵形、无柄，在茎上端密集成穗状的圆锥花丛（图1-6-3），总苞片白色或黄白色，花管状白色。花在秋天时开放，一串串的挂在枝头，远远看去像一串串白色的珍珠。瘦果圆柱形，花果期8～11月。

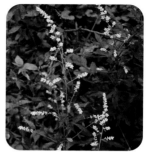

图 1-6-3　**白苞蒿的花**

【相似植物区别】

上面提到白苞蒿又名广东刘寄奴，那么和南刘寄奴（奇蒿）又有什么区别呢？两者都属于菊科蒿属多年生草本植物，功效相似，植物形态也十分相似，要注意区分。

🌿奇蒿的主要特点：茎圆柱形具细棱，黄褐色或紫褐色，被白色细毛，折断面中央有髓；叶卵状披针形，不分裂，无假托叶，头状花序，总苞片棕黄色（图1-6-4）。

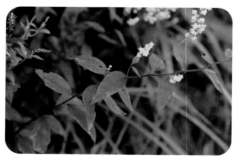

图 1-6-4　**奇蒿**

【民间药膳方】

1.治疗食欲不振：鲜白苞蒿60～90克、鸡蛋1～2个，水煎，吃蛋喝汤。

2.治疗熬夜导致阴虚：鲜白苞蒿嫩叶适量、茶油1汤匙，水煮熟，打入鸭蛋1个，酌加调味服。

3. 治疗肺热咳嗽：鲜白苞蒿 60 克、薄荷 6 克、豆腐 120 克、冰糖适量，水煎服。

4. 治疗皮肤热毒、湿毒：鲜白苞蒿 150 克、猪血 200 克，煮食，每日 1 次。

【民间验方】

1. 治疗皮肤瘙痒：白苞蒿适量，水煎，温热时洗患处。

2. 治疗胃癌：白苞蒿 20 克、白山毛桃根（毛花猕猴桃）20 克、半枝莲 20 克，水煎服。

3. 治疗腰扭伤：白苞蒿 20 ~ 25 克，水煎服。

4. 治疗白带：白苞蒿 20 克、两头丁（铁钓竿）10 克，水煎服。

5. 治疗月经不调：白苞蒿全草 10 克、益母草 15 克、丹参 12 克，水煎服，月经来潮，冲黄酒服。

6. 治疗急慢性肝炎：鲜白苞蒿全草 60 克、红枣 10 枚，水煎服；或白苞蒿全草、过路黄、虎杖根、山楂根各 30 克，车前草、马蹄金各 15 克，水煎服。

【温馨提示】

1. 虽然白苞蒿做药膳味道鲜美，但是孕妇忌服。

2. 很多书籍记载白苞蒿性温，经长期实践总结，民间畲医普遍认为其性偏凉，与书籍记载有出入，需进一步验证。

3. 白苞蒿和奇蒿的药理作用大致相似，但奇蒿具有一定的生殖毒性，临床使用时须控制使用时间和剂量，而白苞蒿目前尚未有研究证明这一点，安全性是否更高一些，值得深入研究。

（刘春露）

第七节 乌饭树
畲药乌饭树与三月三的渊源

"云悠悠，水悠悠，畲族三月三，醉美我心头，吃着乌米饭，喝着山哈酒，看着好节目，来了不想走（图1-7-1）。"

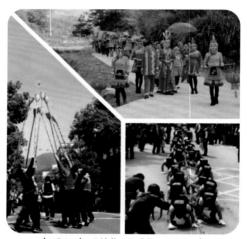

中国好畲"技""艺""味"中
千人押加、采柿子、畲族婚俗。
图1-7-1 畅游畲乡
（图片来源：http://2017sys.lszfw.com/）

农历三月三，是畲族的传统节日，每年在这个节日里，畲族都会举行盛大唱山歌活动，祭祖先拜谷神等，热闹非凡。在这个重要的节日里，每个人都要吃乌米饭，阖家共餐。乌米饭是用畲民从山里采来的乌饭树的嫩叶，置于石臼中捣烂后用布包好放入锅中用水浸渍，然后捞出布包挤干汤汁，将白糯米倒入乌黑的汤汁里烧煮成的饭，吃一口清香糯软，细腻惬意，别有情趣，堪称畲乡上等美食（图1-7-2）。

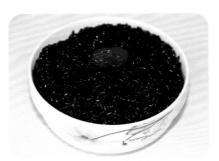

图 1-7-2　乌米饭

【乌米饭的传说】

相传，在唐高宗统治时期，畲族英雄雷万兴，领导义军反抗唐王朝，被困在大山里，粮断援绝，山上恰有乌饭树果实。被畲军采集回营，解决了军粮，最终在次年三月初三日杀出重围，取得了反围剿的胜利。又是一年三月初三日，雷万兴想吃当年的乌饭树果实，结果，畲军入山只采回叶子，蒸得糯米（乌米饭）同样香喷可口，而且畲民发现用乌饭树的树叶蒸煮的乌米饭还具有益肠胃、养肝肾的功效。后来每年农历三月初三日，蒸制乌米饭，世代相沿，衍成风俗。

下面来认识一下这味药食两用的畲药——乌饭树（图 1-7-3）。

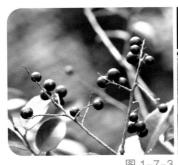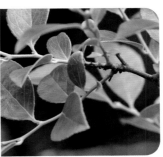

图 1-7-3　乌饭树

【植物形态】

乌饭树，畲药名乌饭奴、硬材碎、糯饭柴、南烛（《中国植物志》），属杜鹃花科常绿灌木，常分布在海拔1700米以下的酸性土山坡灌丛或林下，丽水山区各地都有，因每年三月三畲民常用其叶蒸饭食用而得名。

乌饭树的小枝幼时略被细绒毛，后变无毛（图1-7-4）；叶片革质，椭圆形或卵状椭圆形；小枝叶基部几枚略小，先端急尖，基部类似于宽倒三角形，边缘有细锯齿（图1-7-5）；总状花序腋生，有短绒毛；苞片披针形，边缘有刺状齿；花梗下垂，被短绒毛，总状花序（图1-7-6）；浆果球形，被细柔毛或白粉，成熟时呈紫黑色（图1-7-7）。乌饭树的果实有点像蓝莓，因在植物分类上它们是同一科属（属杜鹃花科）。蓝莓属家养，乌饭树的果实属野生，所以乌饭树的果实个头略小一点。

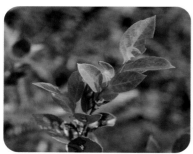

图1-7-4　乌饭树的幼枝

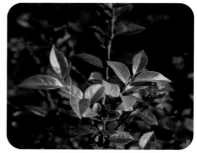

图1-7-5　乌饭树的叶

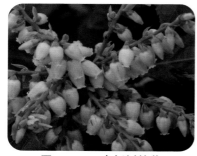

图1-7-6　乌饭树的花

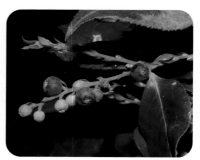

图1-7-7　乌饭树的果实

【民间验方】

乌饭树的树叶除了可以做好吃的乌米饭，畲医书籍记载，乌饭树的树叶具有"益肠胃、补肝肾"的功效，江西民间草医还用乌饭树的树叶捣烂来治疗刀斧砍伤，《中国畲药学》记载，其药性为阳药，能益肠胃、补肝肾。

现分享几个乌饭树树叶的民间验方。

1. 治疗白带：乌饭树的树叶 30 克、大枣 7 枚，水煎服，并食大枣。
2. 治疗脱肛：乌饭树的树叶 50 克、猪直肠 150 克，水煎服。
3. 治疗牙龈腐烂：乌饭树的树叶，煎汤含漱。

【其他部位的应用】

除了乌饭树的树叶入药外，乌饭树的果实（又叫南烛果）和根在民间也有广泛的应用（表 1-7-1）。

表 1-7-1　乌饭树的树叶、果实及根的功效

	乌饭树的树叶	乌饭树的果实	乌饭树的根
性味	味酸、涩，性平	味酸、甘，性平	味酸、甘，性平
功效	益肠胃（治疗腹泻、腹胀），养肝肾（治疗眼睛干涩等）	补肝肾（滋补肝肾），强筋骨（治疗腰酸背痛、腿酸等），固肾气（治疗遗精、夜尿频多），止泻痢（治疗腹泻）	散瘀，止痛
主治	脾胃气虚，久泄，少食，肝肾亏虚，腰膝酸软，须发早白等	筋骨不利，神疲无力，须发早白	牙痛，跌打损伤
用法用量	内服煎汤，6～9 克	内服煎汤，6～15 克	内服煎汤，9～15 克；外用适量，捣敷或煎水洗

【温馨提示】

1. 通过查询文献发现，乌饭树还是天然的防腐剂。乌米饭比平常的米饭能存放更久，也是因为乌饭树的汁液有防腐作用。

2. 民间畜医认为，乌饭树的同科属植物扁枝越橘等的叶、果实及根也有药用，但制作乌米饭必须用乌饭树的树叶，才能做出黑色的糯米饭。

【民间验方】

乌饭树现已开发出很多产品：乌饭树树叶袋泡茶、饮料、染发剂、染织物、营养增效剂，乌饭树的果实酿的果酒，日本还有乌饭树浆果罐头、果泥、果醋等系列产品，下面就给大家提供几个乌饭树果实的食疗方。

1. 治疗消化不良、腹痛泄泻：乌饭树鲜果 15 克，每日早晚各服 1 次。

2. 治疗劳倦身痛、四肢无力：乌饭树鲜果 60 克（捣烂），加米酒 60 克，拌匀，榨取酒液，每晚睡前服。

3. 治疗风湿关节痛：乌饭树果酒 30 ~ 60 毫升，每日早晚各服 1 次。

4. 治疗遗精：乌饭树干果 30 克，炒至焦黄有香气，加水煎，每晚睡前服。

（黄爱鹂）

第八节 须毛蔓茎堇菜
畲药界的天然"消炎药"

"竹外桃花三两枝,春江水暖鸭先知。"春的暖流渐渐地驱走了寒冷,一切变得欣欣然,春的脚步也已经到来,田间地头、山涧溪旁、散落着万物精灵,春的使者,衬托着这个季节的勃勃生机。

下面带大家来了解一下春天随处可见的一味畲药——须毛蔓茎堇菜(图1-8-1)。

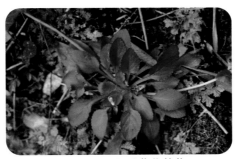

图 1-8-1　须毛蔓茎堇菜

【民间应用】

听到"须毛蔓茎堇菜"这么拗口的名字你是否一脸懵,但是一说"抽脓白"或"黄瓜草"很多丽水人估计就会直点头,说"我知道,我知道,那个治化脓烂疮的药"。畲药抽脓白是丽水地区使用最广泛的畲药之一,畲语也称白花地丁、公鸡草、拔脓白、大肚芥等。它味微苦,性寒,主要功效是清肺化痰、排脓消肿,可治疗鼻渊、无名肿毒。平时有点咳嗽、喉咙肿痛时,有经验的人们就会在劳作时顺便抓上几把须毛蔓茎堇菜,有时候再加点鱼腥草等其他草药一起熬着喝,效果很好。还有村里有经验的治疗能手,给人配药的时候一定也会加上须毛蔓茎堇菜,捣烂了敷在伤口。

须毛蔓茎堇菜基本随处可见，路边、沟旁、田埂和山地树林下阴湿处都非常适合它的生长。

【植物形态】

须毛蔓茎堇菜是匍匐草本，叶基生成丛，先说说它的"须毛"，基本全株被长柔毛，也偶尔有少毛或无毛的，但是很少见。再说说它的"蔓茎"，通常会从基部蔓生很多的匍匐茎，其茎上的簇生叶与基生叶大小相似。其次，说说它的"叶片"，叶片是卵形或长圆状卵形，先端钝或急尖，基部下延于叶柄上部，边缘具浅钝锯齿（图1-8-2）。另外，须毛蔓茎堇菜有一股独特的味道，去采药时可以亲自闻一闻，以后就会一直记得这个味了。最后，说说它的"花"，花瓣主要是白色或淡紫色，花瓣5片，花梗细长，花两侧对称，侧花瓣内侧有短须毛，萼片5，距短（图1-8-3）。

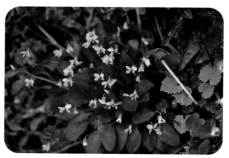

图1-8-2　须毛蔓茎堇菜

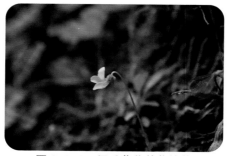

图1-8-3　须毛蔓茎堇菜的花

【相似植物区别】

说到须毛蔓茎堇菜一定要介绍另外一个中药——紫花地丁，这味药在各大中药房普遍使用，它和须毛蔓茎堇菜同属于堇菜科，算是"姐妹"了，它的主要功效是清热解毒、凉血消肿，可治疗疔疮肿毒、乳痈肠痈、毒蛇咬伤。两者功效可以说是非常相近了。

🌑紫花地丁和须毛蔓茎堇菜在植物形态上的主要区别：叶片呈三角状卵形或狭卵形，先端圆钝，基部楔形，两面基本无毛（图1-8-4）；花紫堇色或淡紫色，很少有白色；花距相对细长，常见下弯（图1-8-5）。

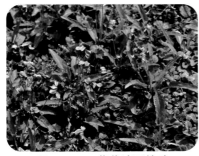
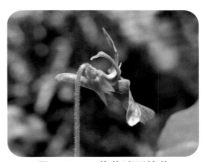

图1-8-4　紫花地丁的叶　　　　图1-8-5　紫花地丁的花

根据民间畲医的经验，开白花的须毛蔓茎堇菜比开紫花的紫花地丁功效更好。根据丽水地区人民的使用经验发现，虽然没有做过实验对比，但须毛蔓茎堇菜在实际应用中功效确实明显，须毛蔓茎堇菜没有列入《中国药典》，可能是紫花地丁在全国范围内都有分布，而须毛蔓茎堇菜主要分布在南方，分布上没有紫花地丁广，并不是功效不如紫花地丁强。

另外，堇菜属开白花且民间畲医使用较多的还有"堇菜"，与须毛蔓茎堇菜同属且开紫花的"长萼堇菜""戟叶堇菜"也在浙江作"浙紫花地丁"使用，并被收入了2015年版《浙江省中药炮制规范》。但民间畲医在临床应用时，没有像植物学家那样进行细致的分类，外形很相似、临床疗效又确切的只分白花堇菜和紫花堇菜，且认为白花堇菜的效果要好于紫花堇菜。

【民间验方】

最后，给大家介绍下须毛蔓茎堇菜的几个民间验方。

1. 治疗鼻渊：须毛蔓茎堇菜的叶适量，加冰糖捣烂外敷；再用须毛蔓茎堇菜的根 30 克、猪瘦肉 125 克，炖熟后加入糖少许，内服。

2. 治疗无名肿痛（拔脓）：鲜须毛蔓茎堇菜适量，捣烂敷患处。

3. 治疗风热咳嗽：须毛蔓茎堇菜、千日白、盐肤木、细叶鼠尾草各 10 克，水煎服，每日 1 剂。

4. 治疗急性支气管炎、百日咳：须毛蔓茎堇菜配千日白、盐肤木等，水煎，加冰糖少许冲服；发热咽干、痰黄稠或干咳者，须毛蔓茎堇菜鲜草切碎，加鸡蛋 2 个，拌匀煎食。

【温馨提示】

在此还要提醒大家，须毛蔓茎堇菜药性偏凉，服用时应病好即止，不可多服。

（叶娇燕）

第九节 小花黄堇
凌空横缀金银角，偏爱红妆炫雀屏

阳春三月，柳吐新绿，此时的郊外，已是花红草绿。以往的春季，人们早就沐浴着春日暖阳，带着"花"一样的心情，感受鸟语花香，品味悠闲美好，赏花、踏青已然成为整个春天最为期待的事。春天里的任何一株小花，都一样是春之使者。下面要给大家介绍的就是这春日里也许最不起眼的一种小黄花，它的花色甚至抢不过草色，却能持久，久到能与春天告别，它就是小花黄堇（图1-9-1）。

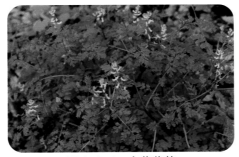

图1-9-1 小花黄堇

【民间应用】

说"小花黄堇"，可能大家不太清楚到底是什么，因为在生活中不能经常接触到，但是会觉得它的名字很是特别，但又很陌生，但一说起"粪桶草"，你马上就会反应过来，"原来就是小时候流鼻血妈妈给我吃过的那个开小黄花又有股臭味的小草啊"。其实，大家有所不知，小花黄堇是一种畜药，下面就一起来了解一下吧！

小花黄堇为罂粟科植物小花黄堇的全草，春季采收，洗净，鲜用或干燥，其性寒，味苦涩，有毒，具有清热解毒、解暑利尿、止痢止血的功效，常用于治疗秋季腹泻、痢疾、疥疮等症。民间畜医认为它有很好的解毒杀虫、止血的功效，所以也常用于血热流鼻血、毒蛇咬伤及皮肤病等。

【植物形态】

首先来了解一下它的植物形态！小花黄堇又名黄花鱼灯草、臭桐彭、鸡屎草等，畲药又名半缸草、粪桶草，多生长于路边石缝、墙缝及沟边阴湿处，一年生草本，光滑无毛，体柔软多汁，有臭味，根细长而直；茎下部多分枝，叶基生与茎生，基生叶具长柄，叶片三角形，二回或三回羽状裂，一回裂片 3 ~ 4 对，二回裂片卵形或宽卵形，末回裂片狭卵形至宽卵形或线性，先端钝或圆形；总状花序，花两侧对称，萼片小，卵形，花瓣淡黄色，花型似小牛角横挂枝端；蒴果线形，长 2 ~ 3 厘米；种子小，黑色扁球形，表面密生小圆锥尖突起（图 1-9-2）。

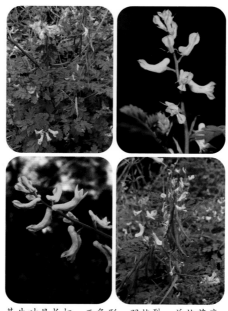

基生叶具长柄，三角形，羽状裂；总状花序，
花两侧对称，花型似小牛角；蒴果线形。
图 1-9-2　小花黄堇

【相似植物区别】

说到小花黄堇，那就一定要介绍一下它的相似植物台湾黄堇了。台湾黄堇和小花黄堇同属于罂粟科紫堇属植物，它的主要功效是清热祛火。

🌙台湾黄堇与小花黄堇的主要区别：小花黄堇有臭味，而台湾黄堇不臭；小花黄堇的花小，花黄色至淡黄色，而台湾黄堇的花大，叶子和植株也大，花黄色至黄白色；小花黄堇的蒴果呈线形，而台湾黄堇的蒴果呈线状长圆形（图1-9-3）。

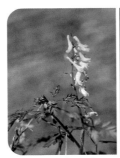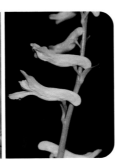

花黄白色，花大，叶子和植株也大。

图 1-9-3　**台湾黄堇**

【现代研究】

大量研究发现，小花黄堇主要含原阿片碱和延胡素乙素等化学成分，具有消炎镇痛、抗菌杀虫、抗癌等活性。对小花黄堇乙醇提取物的二氯甲烷萃取部位的化学成分进行研究，分离得到 12 个苯丙酰胺类化合物。研究表明，小花黄堇挥发油主要以脂肪酸（棕榈酸）为主，从中也检测到了酮、醇、酯、醛类等化合物，且含量也相对较高。

【民间验方】

最后，要给大家科普的自然是最实用的民间验方了，小花黄堇到底有哪些实用的小妙方呢，大家一起来看看吧！

1. 治疗秋季腹泻：小花黄堇 6 克，水煎服。
2. 治疗疖疮：小花黄堇适量，米醋适量，捣烂取汁搽患处。

3. 治疗咯血：鲜小花黄堇 30 ~ 60 克，捣汁，童便一杯冲服（如用水煎则疗效不佳）。

4. 治疗急性肠炎、菌痢：暑热泄泻者，小花黄堇 30 克，或加爵床 15 克，水煎凉服；若菌痢初起，上方加入蜂蜜 30 克冲服，每日 1 ~ 2 剂。

5. 治疗目赤肿痛：鲜小花黄堇加食盐少许捣烂，闭上患眼后，外敷包好，卧床 2 小时即效。

6. 治疗毒蛇咬伤：鲜小花黄堇，捣汁涂敷。

【温馨提示】

通过以上讲解，大家虽然了解了小花黄堇的植物形态、作用与功效，但小花黄堇有一定的毒性，使用时要注意用量。另外，在使用时，一定要经过专业人士的指导，不可以随便尝试，以免造成严重后果！

（叶垚敏）

第十节 天目地黄
童年的回忆——"小蜜罐儿"

仲春之末，暮春之初，气淑风和，云清日明，漫步于田野山坡，耳听鸟语，轻嗅花香。各种小花次第开放，其中，天目地黄的花儿在阳光下尤为耀眼，自下向上次第开放的花儿，像一串串紫色风铃在风中摇曳！天目地黄不仅花长得娇艳美丽，还是清热解毒的良药！暮春时节，早晚温差较大，容易诱发感冒，导致咽喉肿痛，天目地黄就可以派上用场了。下面就详细介绍这个娇而不媚，艳而不俗的畲药——天目地黄（图 1-10-1）。

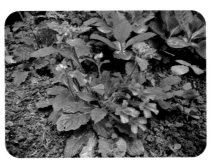

植株30～60厘米，花从下向上次第开放。
图 1-10-1　**天目地黄**

【植物形态】

天目地黄与地黄是同科同属不同种，但二者在植物形态上非常相似，天目地黄又叫浙地黄、秦氏地黄、紫花地黄、蜜糖罐、蜜糖花，畲药名天芥菜、铁芥菜，就是小时候在田野里、石头墙上随处可见的一丛丛紫红色的小喇叭花，随手揪一朵下来，嘬一下花筒尾部的小嘴，丝丝甜味流入口中，令人回味无穷！民间也有人叫它"奶奶草"。

天目地黄是玄参科地黄属多年生草本植物，多生长于山坡草丛及石坡浅土上，丽水地区有些人家会在庭院角落、墙头、墙角、花坛种一些，用来观赏。天目地黄的个头不是很大，高 30 ~ 60 厘米，全身都有长长的柔毛，像毛茸茸的小动物一样萌；其根肉质肥厚，为橙黄色（图 1-10-2）。

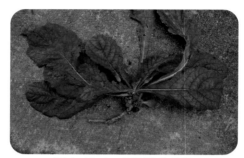

图 1-10-2　天目地黄的根

天目地黄的茎直立，单生或从基部分支，基生叶繁茂，团团围着呈莲座状，叶片卵形或长椭圆形，边缘具不规则圆齿或粗锯齿，叶的两面都有白色柔毛；茎生叶很发达，叶片外形跟基生叶相似，越往上越小（图 1-10-3）。

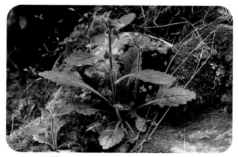

图 1-10-3　天目地黄的茎

天目地黄的花单生，茎生叶边会抽出花骨朵，从下向上依次开放，花开了像咧开的红唇，甚是妖艳，花瓣为紫红色（图 1-10-4），如果大家看到开白花或者开紫斑白花的天目地黄，根据最新文献可知这两种应该是天目地黄的新变种——白花天目地黄和紫斑白花天目地黄。花冠外有长柔毛，裂成 5 片，花丝无毛，后面一对稍短，基部有腺毛（图 1-10-5），药室长卵形；花柱顶端扩大，先端尖或圆顿；蒴果卵形，长 1.4 厘米；种子多粒，卵形，有网眼。

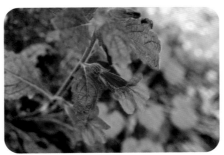

图 1-10-4　天目地黄的花

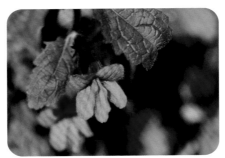

图 1-10-5　天目地黄的花冠

【 相似植物区别 】

　　前面提到天目地黄与地黄形态很相似，那应该如何分辨呢？下面就来说说这对"近亲姐妹"的主要区别吧！

　　🍃地黄与天目地黄的主要区别：地黄原植物的体形要小，约 30 厘米高，整个植株看着更加毛茸茸；地黄的茎生叶较小；地黄的花色调发灰，花冠较小，且花多在茎的上部，花筒多少有点弓曲

（图 1-10-6）；地黄地下块根肥厚，表皮呈黄色（地黄名字由此而来）
（图 1-10-7）。

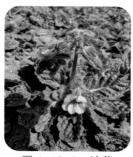

图 1-10-6　地黄

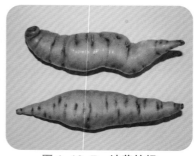

图 1-10-7　地黄的根

　　为什么同属植物在形态上会出现上述差异呢？据查证：天目地
黄多为野生品种，地黄为栽培品种。地黄在长期的选育过程中，为
了使药用部位根产量更高，营养吸收更好，就要减少地上部分的营
养消耗，逐步就形成了现在这个块根膨大，茎生叶变小，花色暗淡
一点的地黄啦！

【功能主治】

　　天目地黄在畬药里属阴药，药性偏凉，味甘、苦，具有清热凉血、
滋阴降火的功效，常用于治疗急性咽喉炎。天目地黄全草均可入药，
大多鲜采鲜用，全年可采。天目地黄在退高热方面有较好的疗效！据
中药老药工回忆，以前浙江地区的很多中医诊所及中药铺都会在后院
种上几株天目地黄，在缺医少药、缺乏急救设备的年代，万一有高热
神昏的患者，老中医也常用鲜天目地黄的根榨汁给患者灌服用于急救。
后来随着西医急救技术的发展和普及，这个方法就逐渐用的少了。

　　早在魏晋时期，地黄就被求仙问道的人们发现有滋补的功效，
与玄参、当归、羌活并称"四大仙药"，地黄经过炮制成熟地黄，
有滋阴补肾、填精益髓的功效，那么天目地黄是不是也有这方面
的作用呢？经查文献了解，天目地黄和地黄的化学成分相似，都
含有抗衰老的活性成分，主要含有梓醇、毛蕊花糖苷等，但民间

却没有人炮制天目地黄做补益药用，这个问题感兴趣的小伙伴可以研究下哦。

【民间验方】

1. 治疗咽喉肿痛：鲜天目地黄全草 30 克，鲜牛膝根 20 克，南板蓝根 20 克，水煎服，每日 1 剂，分 2 次服。

2. 治疗鼻出血：鲜天目地黄根 30 克，白茅根 30 克，水煎服。

3. 治疗小儿高热惊风：鲜天目地黄根绞汁 10 克，鲜三叶青磨汁 6 克，合两味汁，开水冲服。

4. 治疗湿热白带：天目地黄叶 10 张，切碎，鸡蛋 2 个，煎食。

【温馨提示】

天目地黄药性偏凉，容易损伤脾胃，服用时应中病即止，不可多服、久服。

（刘春露）

第十一节　圆盖阴石蕨
风湿热痹真煎熬，老鼠尾巴有妙招

　　"元宵争看采莲船，宝马香车拾坠钿。"一直以来，元宵节都是中国老百姓最重要的节日之一，这一天人们吃元宵、闹花灯、猜灯谜、耍龙灯……但从春节至元宵节，人们天天大鱼大肉，再加上外出减少，这对有风湿病、关节痛的患者来说可不是一件好事，风湿痛、关节痛随之侵袭而来。不妨带大家了解一味祛风通络的常用畲药——圆盖阴石蕨（图1-11-1）。

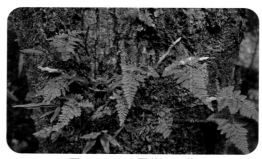

图 1-11-1　圆盖阴石蕨

【民间应用】

　　"圆盖阴石蕨"这名字听着有点陌生，不过"老鼠尾巴"或"石差昱"相信很多丽水地区的人们就很熟悉了。它常附生于山地背阴岩壁、石墙和大树上，全市各地均有分布，具有祛风除湿、活血通络、清热解毒的功效，民间主要用于治疗跌打损伤和风湿痹痛。记得儿时家里谁有个跌打损伤、风湿痛、关节痛的，父母就会带把"老鼠尾巴"回来，去了毛捣一捣敷在患处，过几天就好了。那时觉得去毛捣药是个好玩的事情，总是抢着做，于是对这个"老鼠尾巴"也就印象深刻了。

这几年随着生活水平的提高，圆盖阴石蕨因"颜值"的特点，经常被做成盆景用来观赏，去走亲访友时还能发现它的"身影"。

【植物形态】

圆盖阴石蕨是多年生蕨类草本，高20厘米，根状茎，直径2～5毫米，长而横走，密被膜质线状披针形鳞片，鳞片基部棕色，其余部分呈灰白色，它的根茎形状很像老鼠尾巴（图1-11-2），此药主要应用部位正是其去毛根茎。圆盖阴石蕨的叶远生，革质，无毛；叶片呈三角状心形，三至四回羽状深裂，羽片有柄，披针形。

圆盖阴石蕨的孢子囊群近叶缘着生于叶脉的顶端，囊群盖近圆形，仅基部一点着生（图1-11-3），孢子期5～11月。

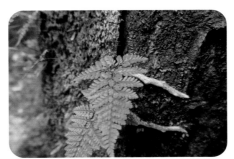

图 1-11-2　圆盖阴石蕨的根茎

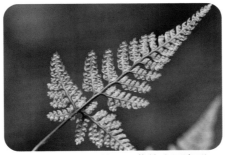

图 1-11-3　圆盖阴石蕨的孢子囊群

【相似植物区别】

介绍完圆盖阴石蕨，还值得一提的是与它非常相似的阴石蕨，两者同属骨碎补科，名字相近，功效雷同，民间也经常混用。下面就来了解一下两者的区别吧！

圆盖阴石蕨的叶片正面叶脉隆起（图1-11-2），叶片反面叶脉不见；孢子囊群生于二回小羽片上侧（图1-11-3）。

与圆盖阴石蕨（图1-11-4）相比，最明显的区别是阴石蕨没有毛茸茸的"老鼠尾巴"，它的叶片是二回羽状深裂，无柄，以狭翅相连，裂片3～5对，叶脉上面不明显，下面粗而明显（图1-11-5）；孢子囊群也有较大区别，阴石蕨孢子囊群沿叶缘着生（图1-11-6）。

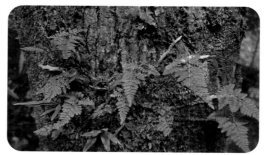

图1-11-4　圆盖阴石蕨

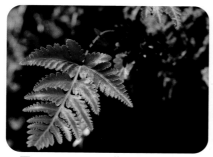

图1-11-5　阴石蕨（叶片正面）

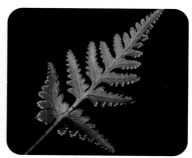

图1-11-6　阴石蕨（叶片反面）

圆盖阴石蕨和阴石蕨因功效接近，颜值区别不大，经常被混用，但圆盖阴石蕨因资源分布较多，且它的入药部位为根状茎，相对粗大，畲族民间主要应用的还是圆盖阴石蕨。

【民间验方】

最后，再介绍几个圆盖阴石蕨的民间经典验方。

1. 治疗关节炎：圆盖阴石蕨 30 克，水煎服；或圆盖阴石蕨 60 克，抱石莲 30 克，水煎服或冲黄酒服，连服 5 ~ 6 次，并以圆盖阴石蕨鲜根茎去毛捣烂敷痛点，适用于证偏热者。

2. 治疗急性扭挫伤：圆盖阴石蕨配生山栀子、兰花根，加糯米饭适量、米醋少许同捣烂，加热敷患处，两日 1 换。

3. 圆盖阴石蕨还可用于治疗腰肌劳损、伤筋骨折、关节酸痛、吐血、便血、血尿、乳痈、荨麻疹、疥疮、脱肛。

4. 民间畲医还认为圆盖阴石蕨具有清热解毒的功效，可用来治疗带状疱疹，把圆盖阴石蕨的根茎磨成粉加麻油调和外涂，加伸筋草效果更佳。

【温馨提示】

最后，提醒大家，圆盖阴石蕨药性偏凉，适用于风湿热痛型的患者。

（叶娇燕）

第十二节 楤木
从浑身尖刺中冒出来的美味

不经意间，春天已悄然走过。你的目标都达成了吗？如果你有未达成的目标，留下过遗憾，那么就请从现在开始，火力全开，在探索畲药的道路上越走越远吧！下面就带大家了解一下号称"天下第一珍"的可食用畲药——楤木（图1-12-1）。在此提醒大家不要读错哦，是 sǒng 木。

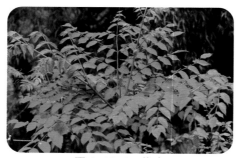

图 1-12-1　楤木

【民间应用】

楤木芽是楤木的嫩芽，别名鹊不踏、虎阳刺、百鸟不歇、通刺、刺老苞、刺老嫩等。楤木芽作为蔬菜食用，味道鲜美可口，深得大众喜爱。《本草纲目》记载："今山中亦有之。树顶丛生叶，山人采食，谓之鹊不踏，以其多刺而无枝敌也"，可见其食用历史之悠久。

楤木芽外部长满尖刺，所以采摘时要斗得过它的尖刺。初春至夏初皆可采摘，以春季嫩叶拳曲未伸展者为佳，以特有的香气与稍苦的味道为特征。东北地区的人们把楤木芽叫做"刺老嫩"，常将其焯水后直接蘸大酱食用。丽水地区的人们则把楤木芽叫做"百鸟不歇"，可将其与鸡蛋同炒，还可以凉拌。由于楤木芽富含人体需要的多种氨基酸及 16 种以上无机营养元素，素有"山野菜之王""天下第一珍"等美誉。

【植物形态】

    楤木为五加科植物，是一种落叶灌木，茎直立，疏生粗刺，布满短刺（图 1-12-2）；羽状复叶，边缘有锯齿；花小，白色；果实球形，成熟时呈紫黑色。由于楤木多刺，各种鸟不在其上休息，民间又称其为"白百鸟不歇"。

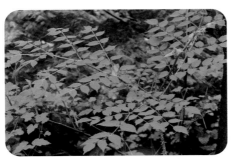

图 1-12-2　楤木疏生粗刺

    除楤木芽可以食用外，在民间，楤木还是一味应用广泛的畲药，是《浙江省中药炮制规范》收载的 11 个常用畲药品种之一，药材楤木来源为五加科楤木和棘茎楤木（图 1-12-3）的干燥茎。棘茎楤木俗称红楤木，与楤木的最大区别就是枝茎上密生细直针刺（图 1-12-4），民间俗称 "红百鸟不歇"。

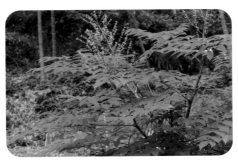

图 1-12-3　棘茎楤木

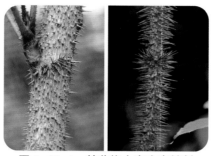

图 1-12-4　棘茎楤木密生直针刺

【现代研究】

　　楤木在治疗胃痛、胃溃疡等方面有良好的作用，特别是在治疗胃癌、肠癌的处方中常见。在中医看来，癌症的治疗一般是根据"祛邪"和"扶正"两大原则，而楤木"出身名门"（属五加科，与人参、三七属同族"兄弟"），恰好符合这两个原则，既能祛风除湿，又有一定的补益作用，在抑制肿瘤生长的同时可提高机体的免疫功能。另外，以前畲民大都居住在湿气较重的山区，因楤木有祛风湿、活血通络的作用，畲民会用它来泡酒作保健酒饮用，而且在长期的应用中发现，"红百鸟不歇"效果比"白百鸟不歇"要好，所以，红楤木在民间百姓中"群众基础更广泛"。

【民间验方】

　　楤木，味微辛，具有祛风除湿、散结消肿、活血行气的功效，用于治疗风湿关节痛、腰腿酸痛、肾虚水肿、胃脘痛、吐血衄血、疟疾、漆疮、骨髓炎、深部脓肿等。

　　下面给大家介绍几个楤木的民间验方。

　　1. 治疗血瘀头痛：将鲜楤木根剁细配酒蒸服。

　　2. 治疗风湿性及类风湿性关节炎：楤木 15 克，酒水各半煎服；或多花勾儿茶、鸡血藤、菫芝、锦鸡儿等酒水各半煎服。

　　3. 治疗腰背挫伤疼痛：楤木 30 ~ 60 克，炖猪蹄服。

　　4. 治疗胃、十二指肠溃疡及慢性胃炎：楤木 15 克，南五味子根、乌药、枳壳各 9 克，甘草 3 克，水煎服。

5. 治疗糖尿病：楤木 9 克，鸭跖草 30 克，水煎服，宜久服。

6. 治疗肾炎水肿：楤木 60 克，水煎服。

7. 治疗骨折：楤木加土细辛，捣烂外敷。

8. 治疗遗精：鲜楤木 60 克，煮汤炖猪腰肉，食肉喝汤。

【温馨提示】

楤木和棘茎楤木的根、根茎及茎的功效相似，在民间也有应用，但从资源保护和可持续发展的角度考虑建议用地上的茎。

（李丕回）

参考文献

[1] 雷后兴，李建良．中国畲药学 [M]．北京：军事科学出版社，2014.

[2] 浙江省卫生局．浙江民间常用草药 [M]．浙江：浙江人民出版社，1972.

[3] 雷后兴，李建良．江西民间草药 [M]．江西：江西人民出版社，2014.

[4] 程科军，李水福．整合畲药学研究 [M]．北京：科学出版社，2019.

[5] 甘慈尧．浙南本草新编 [M]．北京：中国中医药出版社，2016.

[6] 中国科学院中国植物志编辑委员会．中国植物志 [M]．北京：科学出版社，2004.

[7] 浙江药用植物志编写组．浙江药用植物志（上册）[M]．浙江：浙江科学技术出版社，1980.

[8] 浙江植物志编辑委员会．浙江植物志 [M]．浙江：浙江科学技术出版社，1993.

[9] 潘兰，贾盛杰，贾新岳，等．金雀花及金雀根化学成分研究 [J]．医药前沿，2014，000（16）：326-327.

[10] 陈晓春，柳贤福．白苞蒿和奇蒿的研究进展 [J]．广州化工，2020，48（20）：1-3.

[11] 谭小丹，陈涵，王淑娜，等．乌饭树的营养价值及其开发利用 [J]．农产品加工，2016（8）：59-62.

[12] 王立，练伟佳，李言，等．乌饭树资源开发利用研究进展 [J]．中草药，2018，49（17）：4197-4204.

[13] 吴少华．果品与食疗（续八）[J]．福建果树，1998（2）：59-63.

[14] 蒙雄裕．天目地黄化学成分、质量标准及其抗衰老活性研究 [D]．银川：宁夏医科大学，2015.

[15] 孟文贤．中草药民间单方验方大全 [M]．北京：中国科学技术出版社，2018.

第二章/

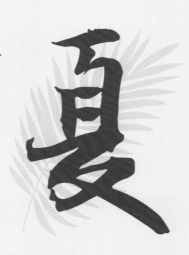

铜锤玉带透蝉声，香薷藿香盐肤盛，
又见一季醉鱼花，牛至腐柴解暑烹。

第一节 天葵
畲药里的"千年老鼠屎"

四月，微风徐徐，溪水潺潺，三五好友相邀赏景。你会看到有一种米粒大小的白色小花，很是可爱，不认识的人，断然想不到它有个不雅的名字——"千年老鼠屎"，而且它还是一味民间常用的能散结消肿、抗肿瘤的畲药哦。它的植物学名叫天葵（图2-1-1），因其块根膨大且生长缓慢，外形又黑黑的，

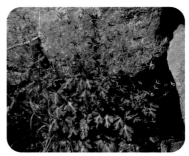

图2-1-1 天葵

很像老鼠屎（图2-1-2），所以民间叫它"千年老鼠屎"。

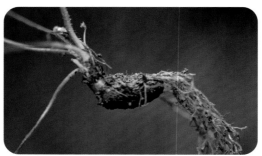

图2-1-2 天葵的块根

【民间应用】

天葵，畲药名老鼠屎、蛇不见、千年老鼠屎，因叶背面常呈紫色，所以它还有个别名"紫背天葵子"。农村的田野上随处可见天葵，它的块根呈椭圆形或纺锤形，断面白色。记得小时候身上长个疖或疮，红肿疼痛，如果没有溃烂，奶奶总是拔天葵的块根来，洗净捣烂外敷，

没两天疖肿就好了。那时只感觉天葵神通广大，很是神奇，长大了才知道这里面的乾坤。

天葵的块根具有清热解毒、散结消肿的功效，在民间被广泛用于淋巴结肿大、乳痈、蛇虫咬伤等，近几年在抗肿瘤处方中也常见到它的"身影"。因其块根有小毒，可作土农药，防治蚜虫、红蜘蛛、稻螟等虫害，"貌不惊人"的畲药天葵在民间绝对是个"多面手"。

【植物形态】

天葵来源于毛茛科天葵属植物，茎的上部分枝，茎丛生，1~5条，被稀疏的白色柔毛；掌状三出复叶，分基生复叶（茎底部长出）和茎生复叶（茎上部长出），叶柄扩大成鞘，叶片轮廓呈卵圆形至肾形，三深裂，小叶片扇状菱形或倒卵状菱形，小叶深裂片有2~3个小裂片，两面均无毛（图2-1-3），有的叶背面呈紫色。

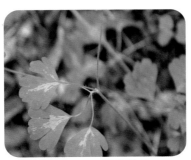

图 2-1-3　天葵的叶

天葵的花小，花梗纤细，长1~2.5厘米，被伸展的白色短柔毛；萼片白色或淡紫色，狭椭圆形；花瓣匙型，顶端近截形，基部凸起呈囊状；苞片倒披针形至倒卵圆形，不裂或三深裂（图2-1-4）。

天葵的蓇葖果呈卵状长椭圆形，表面横向脉纹凸起，通常4枚聚生（图2-1-5）；种子卵状椭圆形，表面有许多小瘤状突起。

了解了天葵的原植物，有些人可能心中疑惑，"除块根外，其他部位可以药用吗？"经查证，2015年版《中国药典》收载天葵，药用部位是块根，但是相关畲医药书籍和民间畲医证实，其有独特

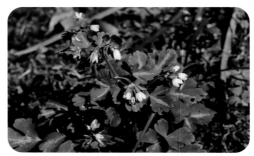

图 2-1-4　天葵的花

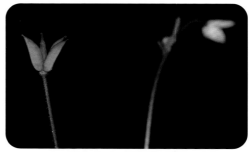

图 2-1-5　天葵的果实

的用药方法，现汇总如下：天葵块根、全草、种子均可入药，但以块根、全草应用居多，三者均味甘性寒，有清热解毒、消肿散结、利水通淋的功效，主要用于痈肿、疔疮、乳痈、瘰疬（类肿瘤）、蛇虫咬伤、小儿高热、目赤肿痛、咽痛等，应用基本相同，畲医根据自己的临床经验，在应用范围、剂量和用法上会略有偏差。

【民间验方】

1. 治疗胃炎：鲜天葵的块根 90 克，加猪瘦肉炖后，喝汤食肉；或鲜天葵的块根 250 克，天胡荽 250 克，长梗南五味子 50 克，甘草 6 克，放入羊肚中炖服（分 5 次服用）。

2. 治疗淋巴结、肺结核、肾结核：天葵的块根 12 克，加萝藦藤 15 克，水煎服；如尿频，加金樱子根 30 克；如血尿，加大蓟根 30 克。

3. 治疗疔肿、乳腺炎：天葵的块根 9 克，加犁头草全草 15 克，蒲公英全草 30 克，金银花 15 克，野菊花 15 克，水煎服。

4. 治疗小儿高热惊风：天葵的块根 3 ~ 6 克，水煎服。

5. 治疗败血症：天葵的块根 15 克，加蒲公英全草、金银花、紫花地丁或匍伏堇全草各 30 克，水煎服。

【温馨提示】

天葵性寒有小毒，脾胃虚寒的人内服宜谨慎，应在专业人士指导下使用。

另外，天葵与秋海棠科紫背天葵是来源不同的植物，使用时要注意区分。

（黄爱鹏）

第二节 蛇含委陵菜
清热毒，防虫咬，内外兼济委陵菜

人间四月天，花开满树，随风摇曳，纷纷扬扬的花瓣，流光溢彩。明媚了岁月，芬芳了生命，满眼的朝气蓬勃，生机盎然。山坡上的那些野花杂草，虽然名不见经传，但也学牡丹开。下面带大家认识一下蔷薇家族的"黄花闺秀"——蛇含委陵菜（图2-2-1）。

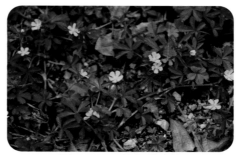

图 2-2-1　蛇含委陵菜

【民间应用】

蛇含委陵菜，畲药名为五叶草、五叶蛇含、五叶蛇莓等，全草可入药，味苦，具有清热解毒、消肿止痛、化痰止咳的功效，还可用于治疗疟疾。在以前农村交通不发达、就医不便时，若是家里的小孩感冒、咳嗽，家里有经验的老人就会去采些蛇含委陵菜煎汤给孩子服用，或者用新鲜的蛇含委陵菜全草捣汁含服，效果很好。农民外出劳作被蛇虫咬伤时，他们会就地拔些新鲜的蛇含委陵菜嚼烂或捣烂外敷伤口周围及肿处，即可消肿解毒。民间还有用新鲜的蛇含委陵菜全草捣汁涂搽治疗带状疱疹或水煎内服治疗疟疾，效果也不错。

【植物形态】

　　蛇含委陵菜为一年生、二年生或多年生的宿根草本植物，多须根，花茎上升或匍匐（图2-2-1），常于节处生根并发育出新植株，被疏柔毛；基生叶为近鸟足状的五小叶（图2-2-2），叶柄被疏柔毛，小叶几无柄，稀有短柄，小叶片倒卵形或长圆倒卵形，边缘有多数急尖或圆钝锯齿，两面绿色，被疏柔毛，下部茎生叶有五小叶，上部茎生叶有三小叶，小叶片与基生小叶片相似；聚伞花序密集枝顶呈假伞形，下有茎生叶如苞片状，花瓣黄色，倒卵形，顶端微凹，长于萼片（图2-2-3）；瘦果近圆形，一面稍平，具皱纹，花果期为4～9月份。

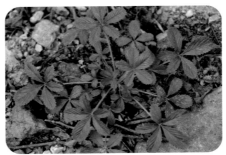

图2-2-2　蛇含委陵菜的叶

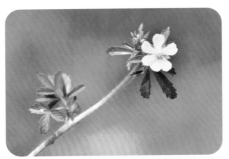

图2-2-3　蛇含委陵菜的花与茎

【相似植物区别】

看完这几张图片，大家有没有一种似曾相识的感觉，这个草不就是小时候家长告诉我们吃了它的果会变哑巴的蛇莓吗？在此提醒大家，这不是蛇莓哦，蛇含委陵菜虽然跟蛇莓很像！但两者之间还是有一些主要区别的：一是蛇莓的叶片都为 3 小叶，而蛇含委陵菜下部基生叶为鸟足状 5 小叶（偶有 7 小叶的情况），上部茎生叶有 3 小叶；二是蛇莓的花、果都单生于叶腋，而蛇含委陵菜的果是聚伞果序。通过图 2-2-4，大家就更明白了！

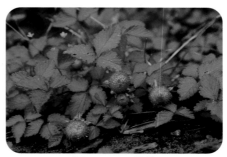

图 2-2-4 **蛇莓**

【现代研究】

现代药理研究表明，蛇含委陵菜所含总黄酮提取物具有降血糖、抗氧化的药理活性，所含齐墩果酸、熊果酸及委陵菜酸等成分均有抗菌活性。

【民间验方】

下面，为大家介绍几个蛇含委陵菜的民间验方。

1. 治疗感冒、咳嗽：蛇含委陵菜全草 1 ~ 2 两，水或酒煎服。

2. 治疗急性喉炎、扁桃体炎、口腔炎：鲜蛇含委陵菜适量，捣汁含咽。

3. 治疗疖子、毒蛇咬伤：鲜蛇含委陵菜加食盐或白糖，捣烂外敷。

4. 治疗角膜溃疡：鲜蛇含委陵菜 3 株，洗净，捣烂，敷患眼眉弓，1～2 日换药 1 次。

5. 治疗痔疮：鲜蛇含委陵菜洗净捣烂，冲入沸水浸泡，趁热坐熏。

6. 治疗带状疱疹：鲜蛇含委陵菜捣烂取原汁，涂搽患处。

7. 治疗疟疾：鲜蛇含委陵菜 5～7 株，泡开水服。

8. 治疗雷公藤中毒：鲜蛇含委陵菜 2～4 两，鲜构树连叶树梢 7～8 枝，捣烂取汁，加鸭蛋清 4 只，混匀，灌服。

【温馨提示】

蛇含委陵菜药性偏寒，脾胃虚弱者、孕妇应慎用。

（黄晓燕）

第三节 血水草
花白汁黄血水草，跌打蛇伤最有效

　　五月的天，阳光明媚；五月的风，轻柔拂柳；五月的山，翠色盈盈。那偶尔夹杂期间的白色小花，也趁着风和日丽绽开笑颜，迎接夏天的到来。别看这些不起眼的小花小草，关键时候能起大作用呢。下面为大家介绍一种开白色花的草本植物——血水草（图 2-3-1）。

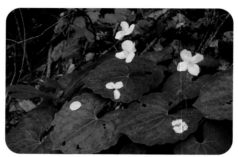

图 2-3-1　血水草

【民间应用】

　　说起血水草也许很多人都不知道，但提起"水黄连"可能熟悉的人就多了。在浙南地区，血水草被人们广泛用于跌打损伤、蛇虫咬伤、无名肿毒等症。有次上山采药时不慎跌倒，右脸颊肿起一个大包，就地采集血水草的根茎，用石头捣烂，贴敷在红肿部位，2～3小时后，脸上的红肿就褪去大半，疼痛也减轻不少，在采药的同时，也亲身验证了血水草神奇的功效。

　　现在人们似乎更热衷于野餐、爬山等户外游玩，在户外活动时常会碰到扭伤、蛇虫咬伤等问题，这时候就轮到血水草"大显身手"啦。血水草是罂粟科植物，与能提炼鸦片的罂粟是同科植物，虽然它坚决不与罂粟"同流合污"，但在止痛效果方面与罂粟"不相上下"。

【植物形态】

血水草因其茎折断后具有红黄色汁液（图 2-3-2），跟人体血液颜色相似而得名，所以在野外比较容易辨认。它的别名为水黄连，畲药名为马蹄莲、细叶落回，为多年生无毛草本，根茎为橙黄色（图 2-3-3），根茎匍匐；叶全部基生，叶片心形或心状肾形，边缘呈波状，表面绿色，背面灰绿色，掌状脉 5 ~ 7 条，网脉细，明显（图 2-3-4）；花葶灰绿色略带紫红色，直立，有 3 ~ 5 花，排列成聚伞状伞房花序，花瓣白色（图 2-3-5）；蒴果狭椭圆形（图 2-3-6），花期 3 ~ 6 月，果期 6 ~ 10 月。

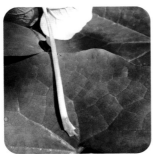

图 2-3-2　血水草的茎

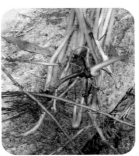

图 2-3-3　血水草的根茎

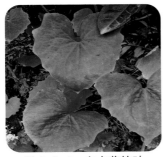

图 2-3-4　血水草的叶

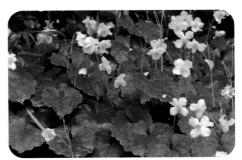

图 2-3-5　血水草的花

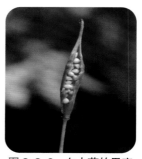

图 2-3-6　血水草的果实

【功能主治】

血水草药用为根茎或全草，味苦，性寒，有小毒，有清热解毒、活血化瘀、消肿止痛的功效，用于治疗婴儿胎毒、湿疹、疮疖、无名肿毒、毒蛇咬伤、跌打损伤、劳伤腰痛、肺痨咯血。现代药理研究表明，血水草还具有抗肿瘤、增强免疫力、松弛平滑肌、镇痛镇静等作用。

【民间验方】

下面为大家介绍血水草的几个民间验方。

1.治疗小儿癣疮：血水草晒干研粉，调菜油外搽患处。

2.治疗湿疹瘙痒：鲜血水草茎叶适量，捣烂外搽。

3.治疗疮疖：鲜血水草适量，捣烂外敷。

4.治疗无名肿毒：鲜血水草适量，甜酒糟少许，捣烂外敷。

5.治疗劳伤腰痛：血水草根茎 6～30 克，配方浸酒服用。

6.治疗毒蛇咬伤：鲜血水草根茎 30～60 克，捣烂外敷。

【温馨提示】

血水草有小毒，宜外敷；在临床需要内服时，请咨询专业人士，切勿自行乱服。

（黄晓燕）

第四节　羊蹄
凉血"小能手"，顽癣"小克星"

　　相传，古时有甲乙俩农户，相邻而居，均以放羊为生。某年突发羊瘟病，其中甲农户的羊群折损大半，而乙农户的羊群却安然无恙。甲农户仔细观察发现，乙农户的家门口有口小水塘，围着水塘长满了一种野草，乙农户的羊群归圈时会习惯性地踩踏这些野草，并挤在水塘边饮水嬉戏一番。之后，甲农户也让他的羊群去水塘饮水，羊群竟也由此逐渐活蹦乱跳起来。后来人们经过长期观察发现，该草具有清热凉血的功效，可用于治疗动物口蹄疫，故将其起名为"羊蹄"（图 2-4-1）。

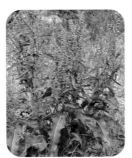

图 2-4-1　羊蹄

【民间应用】

　　初听"羊蹄"一名，很多人可能好奇除了上面这个传说，这味畲药是不是真和羊的蹄子长的有点像呢？其实不然，羊蹄又叫土大黄、野菠菜，畲药名癣黄头、羊舌头草，为什么畲族把羊蹄叫做癣黄头？这其实和羊蹄的功效和主治有关。

　　据《神农本草经》记载，羊蹄可治"头秃，疥瘙，除热，女子阴蚀"。《本草纲目》记载，羊蹄可"疗蛊毒（恭）、治癣、杀一切虫。醋磨，贴肿毒（大明）。捣汁二、三匙，入水半盏煎之，空腹温服，治产后风秘，殊验"。通俗地讲，就是羊蹄可以治疗各种癣症，包括头癣、湿疹、烫伤等；若被虫咬伤，用羊蹄叶子和醋一起研磨后，贴在伤口处，也有祛虫毒的作用。接下来就带大家认识一下羊蹄的"长相"。

【植物特征】

羊蹄是蓼科酸模属多年生草本植物，茎直立，高 50 ~ 100 厘米，上部分枝，具沟槽；基生叶长圆形或披针状长圆形，顶端急尖，基部圆形或心，边缘微波状；茎上部叶呈狭长圆形（图 2-4-2）。

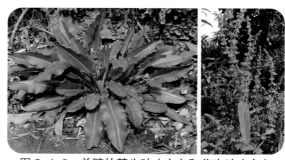

图 2-4-2　羊蹄的基生叶（左）和茎生叶（右）

羊蹄的花序为圆锥状，多花轮生；花梗细长，中下部具关节；花被片 6，淡绿色，外花被片椭圆形，内花被片果时增大，宽心形，顶端渐尖，基部心形，网脉明显，边缘具不整齐的小齿，全部具小瘤，小瘤长卵形，长 2 ~ 2.5 毫米。

羊蹄的瘦果为宽卵形，具 3 锐棱，长约 2.5 毫米，两端尖，暗褐色，有光泽；花期 5 ~ 6 月，果期 6 ~ 7 月（图 2-4-3）。

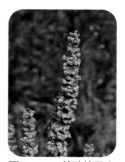

图 2-4-3　羊蹄的果序

【民间验方】

下面分享给大家几个羊蹄的民间验方。

1. 治疗吐血、便血：鲜羊蹄根 15 ~ 30 克，水煎，内服。

2. 治疗咽部息肉：鲜羊蹄根适量，水煎，漱口。

3. 治疗崩漏：羊蹄根 30 克，水煎，内服。

4. 治疗便秘发热：鲜羊蹄根 15 ~ 30 克，水煎，内服。

5. 治疗顽癣、汗斑：鲜羊蹄根，洗净、切开，蘸醋，涂擦患处。

6. 治疗头部脂溢性皮炎（头部瘙痒、脱白屑）：鲜羊蹄根和羊蹄叶适量，捣碎，加少许食盐，敷于患处。

【温馨提示】

羊蹄有小毒，因此，不可自行服药，还是要根据临床症状，在医师指导下用药。

（张晓芹）

第五节 山苍子
喝养生端午茶，识畲药山苍子

　　粽叶飘香，雄黄酒浓，又是一年端午到，在丽水松阳，每家每户除了包粽子、做香囊、吃卷饼、门上悬挂艾叶和水菖蒲，还得忙着制作"端午茶"。如果你到过松阳、遂昌（历史上同属松阳县），你吃饭的菜馆、住的酒店及乡间民宿总会免费奉上一壶香气怡人的端午茶，"松阳端午茶"距今已有1800余年的历史，是松阳民间特有的一种具有茶疗功效的养生风味茶饮（图2-5-1），松阳境内家家四季常备，几乎人人皆饮，这也是当地百岁老人众多的奥秘之一。

　　🍃端午茶的渊源：在每年端午节前后，正值山上草药长势最茂盛的时节，由当地的老百姓采摘晾晒而成，故而名曰"端午茶"。端午茶芳香自然，其性平和，有益思提神、芳香化湿、清热解暑、生津止渴、解表和中、预防感冒等功能，民间称为"百病茶""万能茶"。相传，在唐显庆年间，皇帝高宗下令广征天下方术之士，以求长生，隐居于松阳卯山的道士叶法善（人称五朝国师），奉诏进宫，将卯山仙茶（即松阳端午茶）带入宫中，深得皇帝喜爱（图2-5-2）。

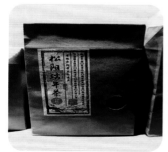

图2-5-1　松阳端午茶

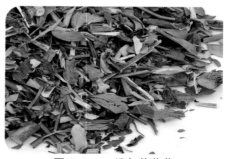

图2-5-2　端午茶草药

【民间应用】

　　端午茶大都由具有健脾祛湿、解表和中、清热解暑、解毒功效的草药组成，如食凉茶、山苍子、桑叶、石菖蒲、樟树枝、淡竹叶、鱼腥草等几十味草药，每家又可根据家人的体质，就地取材进行加减配伍。虽然端午茶的配方可加可减，但万变不离其宗，端午茶里主要的两味药食凉茶和山苍子基本不变。在第一章第二节已经详细讲过食凉茶的功效和应用，下面就带大家了解下乡野路边随处可见的畲药——山苍子（图2-5-3）。

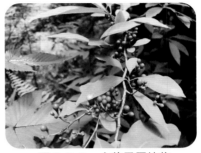

图2-5-3　山苍子原植物

【植物形态】

　　山苍子原植物名为山鸡椒，樟科木姜子属植物，中医用其果实入药，民间畲医一般用其叶、根和根茎，畲药名山苍子、姜母柴、白金剪，为畲族常用药材。山苍子常生长于向阳的山地、灌丛或林中路旁，水边；为落叶灌木，叶互生，披针形或长圆形（图2-5-4），花伞形花序单生或簇生（图2-5-5），总梗细长；根圆锥形，灰白色；果球如黄豆大，绿色，气味香辣，熟时黑色（图2-5-6）。

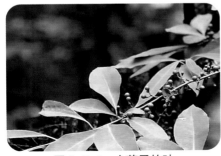

图2-5-4　山苍子的叶

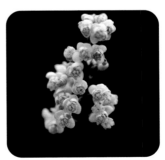

图2-5-5　山苍子的花

山苍子的叶：具有理气散结、解毒消肿、止血等功效，可用于痈疽肿毒、乳痈、蛇虫咬伤、外伤出血、脚肿等症，外用适量，鲜叶捣敷或水煎温洗全身。

山苍子的果实（荜澄茄）：具有温中止痛、行气活血、平喘、利尿等功效，可用于脘腹冷痛、食积气胀、反胃呕吐、中暑吐泻、泄泻痢疾、寒疝腹痛、哮喘等。

山苍子的根及根茎：具有祛风散寒、除湿、温中、理气止痛等功效，可用于感冒头痛、心胃冷痛、腹痛吐泻、脚气、孕妇水肿、风湿痹痛、跌打损伤等症，内服煎汤 15～30 克，外用适量（图 2-5-7）。

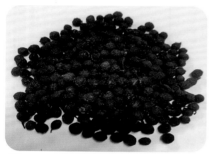

图 2-5-6　山苍子的果实（荜澄茄）

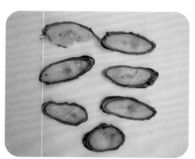

图 2-5-7　山苍子的根

【现代研究】

山苍子药性平和，除在民间应用广泛、有明确的药用价值外，山苍子还可以做成枕头，具有祛风散寒、理气、消肿止痛、提高睡眠质量、改善失眠的功效，对产后引起的头风有较好的保健作用，山苍子还可以制成芳香油。山苍子油呈浅黄色，微透明，芳香，保质期长，具有天然的防腐作用，有"天然植物芳香油"之称，是我国允许使用的食用香料。

【民间验方】

下面给大家分享几个山苍子的民间验方。

1.治疗感寒腹痛：山苍子 4～5 钱，水煎服（《湖南药物志》）。

2. 治疗水泄腹痛：山苍子研末，开水吞服1钱（《贵州民间药物》）。

3. 治疗发痧气痛：山苍子、马兜铃根、尾花细辛1钱，研末，酒吞服（《贵州民间药物》）。

4. 治疗消化不良：山苍子烘干，研末，每次吞服3～5分（《贵州民间药物》）。

5. 治疗关节疼痛：山苍子1两，雄黄5钱，鸡屎2两，捣烂，炒热，布包，揉擦痛处（《湖南药物志》）。

6. 治疗疔疮：山苍子捣绒外敷（《贵州民间药物》）。

【温馨提示】

1. 在此提醒大家，端午节吃粽子难消化记得喝端午茶哦，既养生又可以帮助消化！不建议孕妇喝端午茶，但可以喝食凉茶哦！

2. 山苍子的果实中药名为荜澄茄，性味辛温，常用量1.5～3克，实热及阴虚火旺者禁用，民间偶有不根据个人体质大剂量使用荜澄茄泡酒服用后发生中毒的事件，所以不要擅自加量，如有疑问应在专业人员指导下应用。

（周贤燕）

第六节 铜锤玉带草
集多种作用于一身的畲药

　　"碧艾香蒲处处忙，谁家儿共女，庆端阳。"端午节，粽子飘香，艾草除病，在这暑热渐浓的时节，吃完丰盛的大鱼大肉，品尝完可口的粽子，按江南的习俗，端午节还应该吃点祛湿、解毒的"端午养生茶"。下面带大家了解一味小清新的养生畲药，用它泡的茶、做的药膳既解腻又解毒，而且这个畲药还有个霸气又诗意的名字——铜锤玉带草（图 2-6-1）。

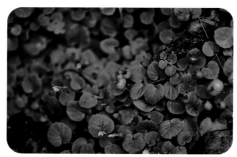

图 2-6-1　铜锤玉带草

【民间应用】

　　铜锤玉带草畲药名为白珍珠、水珍珠，有些地方又叫茄子草、羼子草、地浮萍、小铜锤、地钮子、地扣子等，喜欢生长在山地林下阴湿的灌丛中或溪边的阴湿处，是一种使用频率较高的畲药，有祛风除湿、活血解毒的功效，对风湿疼痛、月经不调、目赤肿痛、乳痈等疾病具有很好的治疗效果。畲族民间喜欢用它新鲜的叶子泡茶，泡出的茶水如青山绿水般通透明亮，喝在嘴里微涩清凉，却又余香久久，具有清咽凉血的功效。

　　铜锤玉带草的嫩茎叶可用来炒鸡蛋，也可以过热水后加蒜泥或其他调料凉拌。用它做的药膳成品色彩丰富，吃起来更是香甜可口，在浙南的农家乐餐厅经常可以看到它的"身影"。

　　心灵手巧的人还把铜锤玉带草搭配石菖蒲、苔藓制成令人心情愉悦的盆栽，供人观赏（图 2-6-2）。

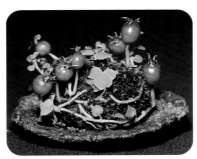

图 2-6-2　铜锤玉带草的盆栽

【植物形态】

　　大家知道了铜锤玉带草可以做药膳，肯定会问"采摘时怎么辨认呢？"，下面就带大家来认识一下。铜锤玉带草是桔梗科植物，药用的是全草，属多年生草本，有须状根多数，茎匍匐，略呈方柱形，折断后有白色乳汁。

　　铜锤玉带草的叶互生，叶片圆形或心状卵圆形，长 1～2 厘米，边缘有浅齿（图 2-6-3）。

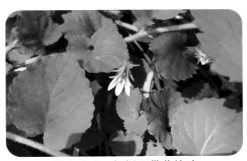

图 2-6-3　铜锤玉带草的叶

铜锤玉带草的花单生叶腋，花萼钟形，具5齿；花冠淡紫色，5裂，二唇形；雄蕊与花冠裂片同数，合生（图2-6-4）。

　　铜锤玉带草的果实为椭圆形，果柄长 1 ～ 2 厘米，小铜锤状，初为黄绿色，后转为紫色（图2-6-5）。

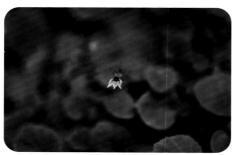

图 2-6-4　　铜锤玉带草的花

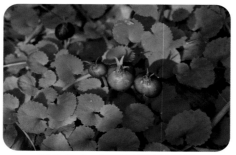

图 2-6-5　　铜锤玉带草的果实

【现代研究】

　　现代药理研究发现，铜锤玉带草具有祛风除湿、活血解毒等功效，对风湿疼痛、月经不调、目赤肿痛、乳痈等疾病具有很好的治疗效果。此外，它的果实可做成果脯，它的茎叶可做成餐桌上的美味菜肴，铜锤玉带草不仅丰富了餐桌美味，还有益于人体健康。

【民间验方】

　　下面给大家分享几个铜锤玉带草的民间验方。

1. 治疗急性肾炎水肿：铜锤玉带草配半枝莲、马鞭草、白茅根、薏苡根、茯苓皮各18克，腹水草、车前子各12克，每日1剂，水煎服，2～4剂。

2. 治疗尿路感染：铜锤玉带草10克或鲜草60克，鸡蛋2个，水煎煮，服汤食蛋，每日1剂，连服4～5日。

3. 治疗疔疮疖肿、丹毒：鲜铜锤玉带草捣敷，每日换药2次。

4. 治疗急性扁桃体炎：鲜铜锤玉带草30克，水煎服。

【温馨提示】

铜锤玉带草，味辛、苦、性平，有祛风除湿、活血解毒的功效，在少数地区也有用其来治疗跌打损伤，可见其有很强的活血作用，所以，孕妇禁用！

（周贤燕）

第七节　藿香
畲药里的"美食使者"

说起夏天，大家会想起西瓜、蒲扇、水井、萤火虫，那是记忆里儿时的夏天；风扇、可乐、篮球、白衬衫，那是校园青春的夏天；小龙虾、知了、烧烤、啤酒，这是如今的夏天。然而不管是哪个夏天，我们的身边总是飘荡着大叶薄荷的清香。下面就带大家来认识一下这味带有薄荷清香的畲药——藿香（图2-7-1）。

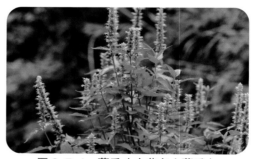

图2-7-1　藿香（中药名土藿香）

【民间应用】

说起美食总是让人垂涎欲滴，而说起家乡美食更是垂涎三尺，每每说起大叶薄荷，总会有一道道美食跃出脑海，甚至没出息的流一地口水。在遂昌，大叶薄荷因其浓郁的香气被当做香料食用，烹调一道道美食，溪鱼、螺丝、黄瓜、土豆等（图2-7-2）。除烹调美食外，大叶薄荷还是当地人夏日防暑、治感冒的良药。炎炎夏日午后，来一杯大叶薄荷泡制的茶水，既可解暑又可防病。

也许你不知道大叶薄荷为何物，但每年端午临近之际，各位家长为孩子们准备的驱虫、避瘟、防病的香囊你肯定熟悉。也许你知

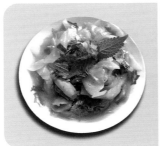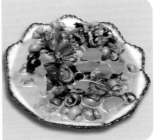

图 2-7-2　藿香做的佳肴

道艾叶是香囊的主要成分，但是你知道吗？其实大叶薄荷也是做香囊的好材料呢！

　　既能烹调美食，又能解暑止呕，还能制作香囊驱虫防病，这么神奇的大叶薄荷究竟是何物呢？接下来，我们再深入认识一下这味畲药。

【植物形态】

　　大叶薄荷其实是遂昌、景宁畲族自治县、龙泉一带的叫法，它的植物名叫藿香，中药名土藿香，畲药名大叶薄荷，是唇形科多年生草本，全株有强烈的香气，茎直立，四棱形，上面被有柔毛和腺体（图 2-7-3）；叶对生，心状卵形或长圆披针状，边缘有钝齿（图 2-7-4）。

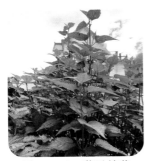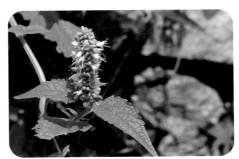

图 2-7-3　藿香的茎　　　　　图 2-7-4　藿香的叶

藿香的花为唇形，花冠淡紫色或白色，轮伞花序在主茎顶或侧枝组成顶生密集的圆筒形穗状花序（图2-7-5）；坚果顶端有白色细毛，6~8月开花，10~11月结果。

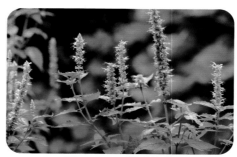

图2-7-5　藿香的花

【现代研究】

藿香对消化系统有一定的影响，具有抗病原微生物的作用，临床可用于治疗中焦湿热症、夏令皮炎、急性肠胃炎、慢性浅表性胃炎等。有研究表明，藿香的挥发油成分对胃肠动力障碍有促进作用，非挥发油成分可提高糖代谢功能。藿香的挥发油对一些真菌、细菌有明显的抑制作用，其活性成分为甲基胡椒酚。

【民间验方】

认识了藿香之后，就让我们来看看它有哪些用处吧！

藿香具有化湿、解暑、和中、止呕的功效，主治暑湿头痛、腹痛脘闷、呕吐泄泻，是夏日中暑、肠胃不适、感冒的常备良药，在畲族和汉族民间广泛使用。除此之外，因其叶和茎均富含挥发性的芳香油，有浓郁的香气，也是制作香囊的常用材料，还是提炼芳香油的原料。

1. 治疗感冒：藿香3~5钱，加白英；或藿香3钱，白茅根3钱，水煎服。

2. 治疗中暑腹痛、恶心呕吐：藿香5钱，或加苦参菜根5钱，水煎服。

【温馨提示】

　　本节所讲的藿香是土藿香，千万不要与药房常见的广藿香和薄荷混淆哦，虽然它们都是同科"亲戚"，但还是有区别的！

　　●广藿香：多年生芳香草本或半灌木，茎直立，四棱形，分枝，被绒毛，叶圆形或宽卵圆形，边缘具不规则的齿裂；轮伞花序10至多花，下部的稍疏离，向上密集，排列成穗状花序，穗状花序顶生及腋生，密被长绒毛（图2-7-6）。

　　广藿香有芳香化浊、和中止呕、发汗解暑的功效，用于治疗湿浊中阻、脘痞呕吐、暑湿倦怠、胸闷不舒、寒湿闭暑、腹痛吐泻、鼻渊头痛。

　　●薄荷：唇形科植物的地上部分，全株芳香，茎下部匍匐，上部直立，锐四棱形，叶片长圆状披针形或卵状披针形，稀长圆形；轮伞花序多花、腋生、轮廓球形（图2-7-7）。

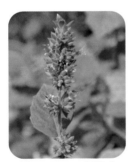 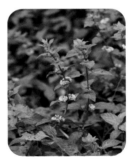

图2-7-6　广藿香　　　　　图2-7-7　薄荷

　　薄荷是辛凉解表药，用于治疗风热感冒、头痛、目赤、身热、咽喉、牙龈肿痛等症，亦可用于治疗风疹、麻疹等皮肤病。

（杨巧君）

第八节　紫金皮
炎炎夏日暑气缠，畲药紫金来帮忙

　　夏至一过，很快就入暑了，真正的高温天气即将来临，这时，有一个不容忽视的问题：中暑，需要大家重视和关注！

　　说到中暑大家会想起什么呢，中成药仁丹、藿香正气水、十滴水？其实除了以上这些大家熟悉的，在我们的身边还有很多药材可以用来解暑哦！如绿豆、薄荷、广藿香、佩兰、香薷、荷叶等等。除此之外，还有一味解暑畲药——紫金皮（图 2-8-1）。

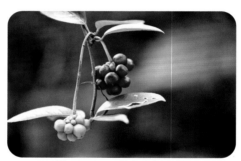

图 2-8-1　紫金皮原植物

【民间应用】

　　说紫金皮是解暑良药可能很多人会感到陌生，因为它的功效是行气、活血、止痛，貌似和解暑没有太大关系，但它在浙西南一带是小有名气的解暑良药哦。据了解，每年夏天，丽水有些地区几乎每家每户都会泡紫金皮当作茶水饮用，特别是上山干活之前喝一点，以预防中暑。

　　说起"五味子"，你肯定会说"我知道，就是中药里面的五味子吧"。哈哈，在这里提醒大家，紫金皮的原植物名叫南五味子（俗称长梗南五味子，果梗有点长），你想到的中药材南五味子，它的原植物名是华中五味子哦。

紫金皮是木兰科植物南五味子的根或根皮，南五味子的畲药名猢狲球（浙南土语"猢狲"，就是猴子的意思）、糯米藤，有些地方又叫红木香、大活血、紫金皮、冷饭团、猢狲饭团、五味子、过山龙等。看它的果实，你是不是觉得老百姓给它取的名字特别的形象呢（图2-8-2）？

【植物形态】

紫金皮的原植物南五味子为藤本，各部无毛，叶互生，革质，椭圆形或椭圆状披针形，先端渐尖，基部楔形，边缘有疏齿；雌雄异株，花单生于叶腋，雄花的花被片白色或淡黄色，雄蕊群球形（图2-8-3），雌花的花被片与雄花相似，雌蕊群椭圆体形或球形，

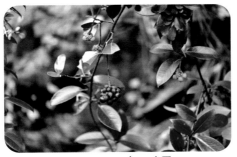

图2-8-2　南五味子

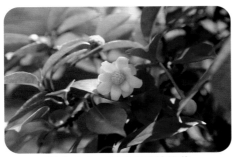

图2-8-3　南五味子的雄花

聚合果球形，浆果深红至暗蓝色（图2-8-4），花期6～9月，果期9～12月，在丽水山区都有分布，多生长在山坡杂木林中或林缘及山谷溪坑边的灌木丛中。

紫金皮是南五味子的根或根皮，呈槽状或卷筒状的段，厚2～6毫米，外表面紫色，粗糙，有隆状的纵皱纹，内表面灰色至灰棕色，质坚而脆，断面灰棕色，内侧有呈睫毛状伸出的纤维，气香，味微苦、辛（图2-8-5）。

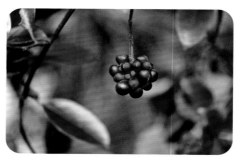

图 2-8-4　南五味子的果实

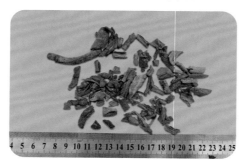

图 2-8-5　南五味子的的根或根皮

【民间验方】

1. 治疗胃气痛或痧气腹痛：紫金皮研细粉，每次1.5～2.1克，开水送服。

2. 治疗阳痿、白浊：五味子果30～60克，用蜜浸后蒸服；或研细粉，每次15克，黄酒送服。

3.治疗外伤出血：紫金皮适量，研细粉外敷。

【温馨提示】

夏天出汗较多，体内津液流失过多，容易中暑、浑身无力，家里不妨备一点解暑药品，以便及时使用，如果出现明显的中暑症状，也可以服用仁丹、藿香正气水等；如果出现血压降低、虚脱时，应立即平卧，及时去医院就诊。

空调、冷饮已经成为现在很多人度过夏季的模式，但这种模式会损伤脾胃。根据中医理论，胃喜温怕冷，夏季用一些解暑畲药泡水服用，不仅可以消暑祛火，还可以养生健体、祛病防病，一定程度上可以达到防病治病的目的。紫金皮泡茶水就不错，不但解暑，而且对肠胃也有帮助。除服用适宜的药物外，最重要的还是适度锻炼身体，多补充水分（其实温水更解渴）、饮食清淡，多吃蔬果杂粮，日常保持室内空气流通等。

（应晓央）

第九节　香薷
连绵梅雨暑湿重，畲药香薷显神通

　　往年梅雨季节，江南天气闷热，人们习惯打开空调，再到冰箱拿上一瓶冰镇饮料，一饮而尽，那感觉就三个字"透心凉"。然而，有时会遇到梅雨季节，暑湿连绵，让人感觉头重脚轻、关节酸痛、没胃口、全身无力，甚至有些昏昏沉沉。这可能是暑湿病在作祟，那么这时，大家就要了解香薷这味畲药了（图2-9-1，图2-9-2）。

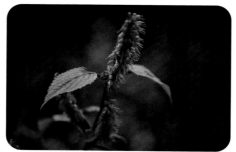

图2-9-1　畲药香薷原植物

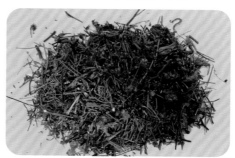

图2-9-2　畲药香薷饮片

【植物形态】

提到香薷，也许很多人马上会想到中药里的那个香薷。所以，接下来就要先给大家科普一下这两者之间的关系了。

🌿 **中药香薷**：为唇形科植物石香薷或江香薷的干燥地上部分，也就是说，中药香薷其实有2个来源，而且是2种同科不同属的"亲戚"，石香薷是唇形科荠苎属植物，而江香薷则是唇形科香薷属植物，但不管是其中哪种来源的植物，都可以称作中药香薷。

而这里所说的香薷只是植物名为香薷，畲药名大叶野苏、大叶香薷，为唇形科香薷属植物，直立草本，全草有芳香气，茎四棱形，外被白色柔毛，叶对生，卵形或卵状椭圆形，边缘具锐浅锯齿，侧脉明显，轮伞花序密集成穗状，偏向一侧，花冠淡紫色，花期7～10月，因其开花时的样子像极了日常用的牙刷，民间俗称"牙刷草"（图2-9-3）。在浙江全省的丘陵、低山坡草丛中、山脚村旁、郊野路边、田边及水沟边均可见到它的"身影"（图2-9-4）。

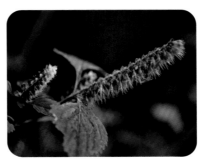

图2-9-3　畲药香薷的叶和花

【民间应用】

介绍了这么多，相信大家都迫不及待地想知道畲药香薷的功效吧？畲药香薷有发汗解暑、行水散湿、温胃调中的功效，用于治疗夏月感寒饮冷、头痛发热、恶寒无汗、胸痞腹痛、呕吐腹泻等暑湿病证及水肿、脚气等。在浙南地区，人们挖得新鲜香薷后，拣去杂质晒干切段，广泛用于预防中暑。

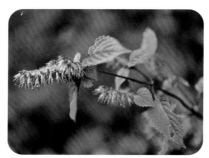

图 2-9-4　畲药香薷

【现代研究】

现代药理研究发现，畲药香薷含挥发油，挥发油中主要有香荆芥酚、麝香草酚、百里香酚、黄酮类等成分。畲药香薷有发汗解热的功效，能刺激消化腺分泌及胃肠蠕动；有抗菌作用，能抑制大肠杆菌、金黄色葡萄球菌生长；还有抗病毒和利尿作用。研究表明，畲药香薷的水提液能高效抑制乙型肝炎病毒（HBV）和乙型肝炎病毒表面抗原（HBsAg），具有较强的抗氧化能力。

【民间验方】

最后，小编给大家提供几个简单好用的畲药香薷食疗方。

1. 香薷饮：香薷 10 克，白扁豆、厚朴各 5 克，水煎服，每日 1 剂；可解表散寒、化湿和中，适用于治疗外感风寒、内伤于湿所致的恶寒发热、头重头痛、无汗胸闷或四肢倦怠、腹痛吐泻等。

2. 香薷二豆饮：香薷 15 克，白扁豆 30 克，扁豆花 5 朵，水煎取汁频饮，每日 1 剂；可化湿消暑，治疗中暑发热、暑湿吐泻等。

3. 香薷粥：香薷 10 克，大米 100 克，白糖适量，香薷水煎取汁，加大米煮粥，待熟时调入白糖，再煮一、二沸即成，每日 1 ~ 2 剂，连服 3 ~ 5 天；可发汗解表、祛暑化湿、利水消肿，适用于夏季外感于寒、内伤暑湿所致的暑湿表证、水肿、小便不利等。

4.香薷薄荷茶：香薷、薄荷、淡竹叶各 5 克，车前草 10 克，水煎代茶饮；可清热除烦、利尿清心，适用于心烦尿赤、口干口苦。

【温馨提示】

1.虽然夏日常用香薷煮粥服食或泡茶饮用，既可预防中暑，又可增进食欲，但是本品有耗气伤阴之弊，气虚、阴虚火旺、表虚多汗者不宜选用。

2.本品适用于怕冷及无汗的阴暑症候，如果出现暑热引起的大汗、大热、烦渴等阳暑症候，不适用本品治疗。

3.民间畲医经验认为本品热服易引起呕吐，故宜凉服。

（叶垚敏）

第十节　牛至
挑逗舌尖的防暑良药

　　千里清蒸，万里红烧，望丽水内外，赤日炎炎，各大区县，基本烤焦。屋内桑拿，汗水洗澡，躺下就是铁板烧，何以解忧？唯有空调！

　　在如此炎热的夏季，几乎人人都会用空调来降温，对空调形成了很大的依赖，如果没有空调的话，人们中暑的可能性会大大提高，但其实长时间吹空调对身体是有损伤的，很容易得空调病或者阴暑症，还会引发肩周炎，其实我们可以从药食两方面来预防中暑，下面就来认识这味畲药——牛至（图 2-10-1）。

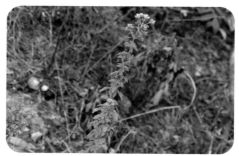

图 2-10-1　牛至

【民间应用】

　　牛至，味辛，微苦，香味很浓，民间常把牛至作为凉茶来预防中暑，让人意想不到的是在吃比萨时也会碰到它，作为地中海菜肴的基本原料，是意大利菜、墨西哥菜香料的必备材料之一，因此它还有一个通俗易懂的名字"比萨草"。不管是它的鲜叶或干粉，在烤制香肠、烹煮肉类料理时适量加入，可改善腥味，增加菜的香味，增进食欲。另外，将牛至的叶片干燥保存后，不论是做花茶的冲调，还是西点面包及各式烹调料理，都是极佳的材料。可以说，牛至在药食两界都"混的"风生水起。

【植物形态】

　　牛至为唇形科植物牛至的全草，畲药名土茵陈、猫艾，为多年生芳香草本，具根茎，茎直立或近基部伏地，叶片卵圆形或卵形，叶柄有细毛（图 2-10-2）。

　　牛至的花多数密集成长圆形的小穗状，再由多数小穗花组成伞状，未开花时就像是一节节的麦穗（图 2-10-3）。全国山坡草丛或山谷沟边湿地都能见到它的"身影"，甚至在欧洲、北美洲等地区它都能迅速地生长。

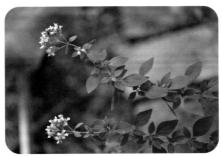

图 2-10-2　牛至的叶

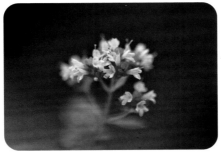

图 2-10-3　牛至的花

【现代应用】

《浙江药用植物志》中记载牛至可"治感冒，中暑，急性胃肠炎腹痛，胸膈胀满，跌打损伤。"在畲族民间，它也是一味使用广泛的解暑药，常作为凉茶来预防中暑，有些地区甚至把它当土香薷使用，所以它还有个畲药名叫大叶香薷（与香薷土名相同）。

【民间验方】

1. 治疗感冒、预防中暑：取牛至 3～9 克，水煎服或泡茶饮。

2. 治疗伤风发热、鼻塞、咳嗽或呕吐等：牛至 10 克，紫苏 7 克，枇杷叶 7 克，灯心草 3 克，同煎服。

3. 治疗感冒、头痛、肠胃痛、神经性疾病、缓解疲劳等：牛至花适量。

4. 治疗皮肤湿热瘙痒：鲜牛至 250 克，煎水沐浴，叶部浸出液可用于制作洗发膏、洗浴剂等。

5. 治疗风湿性关节炎：牛至煎汤，也可做牙龈疾病患者的含漱剂。

【食疗药膳】

🥣柠檬牛至炒鸡肉：无骨去皮鸡胸肉 2 块、柠檬 1 个、盐适量、橄榄油 1 汤匙、干牛至 1 茶匙。

做法：柠檬对半切，将其中一半的柠檬汁挤到鸡肉上，用盐腌制后放置一旁，再用小锅中小火将油烧热，加入鸡肉，一边炒一边挤入另一半柠檬汁、胡椒和牛至，将鸡肉每边煎 5～10 分钟或直到汁液变清即得。

🥣牛至烤鸡中翅：鸡中翅、牛至、生抽、辣椒粉、糖、盐、淀粉、料酒、橄榄油、水。

做法：辣椒粉、盐、生抽、糖、料酒、水、牛至叶等调料搅拌均匀，鸡中翅腌制 4 小时，烤箱 190 ℃ 20 分钟烘烤，期间翻面 1 次，各刷橄榄油 1 次，放上牛至叶烤至熟即可。

【温馨提示】

提取的牛至油浓度较高，味道和气味都很辛辣，不经过稀释就摄入会刺激肠胃并导致恶心。

牛至可以泡茶，也可以做成香料，能预防流感，可治疗中暑、感冒、头痛身重、腹痛、呕吐、胸膈胀满、气阻食滞等症，其散寒发表的功效尤胜于薄荷。除此之外，牛至还具有消暑解热的功效，特别适合在夏季食用，可以作为消暑的茶饮。

（诸葛智鑫）

第十一节 小青草
畲药界的祛湿小能手

　　黄梅时节家家雨，青草池塘处处蛙。进入六月后，梅雨季节也如约而至，连绵雨水的梅雨天透着一丝丝闷热，人们时常会有乏力、四肢困重、没胃口等湿困症状，老人、幼儿、体弱者，此时更要注意祛湿与节制饮食，谨防感冒和胃肠道疾病。下面为大家推荐一味祛湿止痢的畲药——小青草（图2-11-1）。

　　丽水人常亲切的称其为"小青"，小青草不仅名字非常的小清新，民间药用也非常的广泛,菜场摊贩更是将其作为时令的养生蔬菜售卖，那么小青草到底长什么模样，又有什么药用价值呢，下面就一起来了解一下吧。

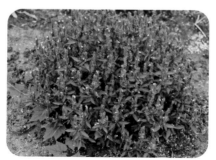

图 2-11-1　小青草

【民间应用】

　　小青草畲药名辣椒草、小青，中药名爵床，爵床是一味古老的中药，早在《神农本草经》中既有记载，系爵床科植物爵床的全草，性味咸、寒，入肝、胆二经，具有清热解毒、利湿消滞、活血止痛的功效（图2-11-2）。

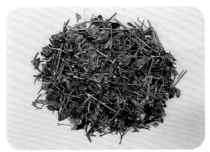

图 2-11-2　小青草中药饮片（爵床）

正值梅雨天气，闷热又潮湿的环境会让人体内湿气加重，此时来点小青草煎水代茶饮，或是来点小青草煮豆腐，都能起到很好的祛湿效果，改善湿困的症状。小青草不仅是祛湿的良药，民间也用其广泛治疗感冒发热、咳嗽、喉痛、疟疾、痢疾、黄疸、肾炎浮肿、筋骨疼痛、小儿疳积、痈疽疔疮、跌打损伤等，真可谓是小小青草大有乾坤。

【植物形态】

小青草的原植物爵床多生长于水沟边阴湿处、旷野草地、林下或路旁，是一年生匍匐或披散草本，植株高 10 ~ 50 厘米，茎常呈方形，或具 6 棱及浅槽，节稍膨大（图 2-11-3）；叶对生（图 2-11-4），叶片椭圆形或椭圆状长圆形；穗状花序顶生或生于上部叶腋，圆

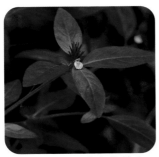

图 2-11-3　小青草的茎

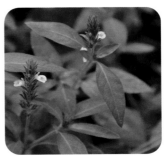

图 2-11-4　小青草的叶和花

柱状，长 1 ~ 4 厘米，密生多数淡紫色小花（图 2-11-5）；蒴果线形，淡棕色。

小青草一般在夏季和秋季采收，将全草抢水洗净，鲜用或干燥均可。

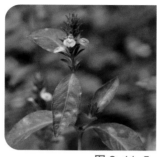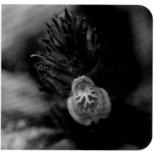

图 2-11-5　小青草的花

【民间验方】

1. 治疗感冒：鲜小青草 90 克，捣烂绞汁服（《中国畲药学》）。

2. 治疗痢疾：鲜小青草 60 克，捣烂，冲凉开水送服（《中国畲药学》）。

3. 治疗小儿疳积：鲜小青草全草 1 ~ 1.5 两，水煎服（《浙江民间常用草药》）。

4. 治疗疔疮：鲜小青草全草捣烂，外敷患处（《浙江民间常用草药》）。

5. 治疗木蛇头（凛疽）：鲜全草加盐少许捣烂，外敷患处（《浙江民间常用草药》）。

6. 治疗小儿肾炎：鲜全草水煎服。一至五岁 1 ~ 1.5 两，十岁以上 3 两，一般连服 3 ~ 5 天即可，重者服 14 天（《浙江民间常用草药》）。

7. 治疗酒毒血痢、肠红：小青草、秦艽各 3 钱，陈皮、甘草各 1 钱，水煎服（《本草汇言》）。

【温馨提示】

1. 小青草服用过量会损伤脾气，脾胃虚寒、气血两虚者不宜服用。

2. 梅雨时节降水较多，气候潮湿，人体内积累了很多湿气，此时应合理饮食，多吃健脾化湿的食物，如山药、赤小豆、薏苡仁、冬瓜等，不宜过食生冷、油腻的食物，以免助湿伤脾。

（邱圆媛）

第十二节　积雪草
夏季畲药防暑佳品

　　"小暑大暑，上蒸下煮"，随着小暑的到来，一年中气温最高、最为潮湿闷热的日子来临，人们会迫不及待地开始空调冷饮的冰爽生活了。然而，这样常会导致头晕、恶心、腹痛、腹泻，下面给大家介绍一款畲药中的防暑佳品——积雪草（图2-12-1）。

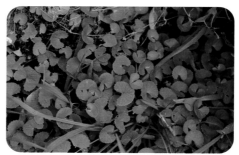

叶片形似铜钱，故又称破铜钱。
图2-12-1　积雪草

【民间应用】

　　积雪草始载于《神农本草经》，多生于溪畔近水处，蔓延如藤，南朝陶弘景释名云："想此草以寒凉得名尔"，可见其药性寒凉。中医认为它有解毒消肿止痛的功效，临床上多用于治疗跌打损伤，所以别名"落得打"。

　　积雪草畲药名破铜钱、老鸦碗、蛙蟆碗、落地梅花等，在畲族民间除将鲜品积雪草捣烂外敷治疗跌打损伤外，最常见的应用就是治疗夏季痧证，即中暑，症见头晕、食欲减退、恶心呕吐、腹痛、腹泻等。使用方法也很简单，鲜品搓软成团，吞服、绞汁或水煎代茶服用均可。

【 植物形态 】

自《徐仪药图》中描述积雪草"叶圆如钱，有蔓延地"，故将其称之为连钱草后，直至今日，民间仍有将积雪草称之为连钱草。在《浙江民间中草药》等书籍里，也仍将积雪草称之为连钱草。然而，此连钱草非彼连钱草，在《中国药典》中收载的连钱草与积雪草是完全不同的两种植物，且形态不同，功效亦异。下面就来区分一下它们吧。

❀积雪草：为伞形科植物积雪草的干燥全草，原植株为多年生草本，茎细长，匍匐，节上常生有须状根（图 2-12-2），单叶叶柄长，叶片圆肾形，形似铜钱但有缺口，边缘具钝齿。

积雪草为单伞形花序，1 ~ 3 个生于叶腋，每个花序有花 3 ~ 6 朵，花紫红色（图 2-12-3）；双悬果扁圆形，基部心形至平截形，每侧有纵棱数条，棱间有明显的小横脉，形成网状。

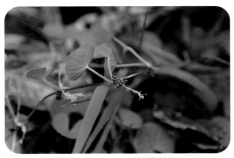

图 2-12-2　积雪草的根

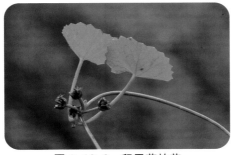

图 2-12-3　积雪草的花

而《中国药典》收载的连钱草为唇形科植物活血丹的干燥地上
部分，活血丹为多年生匍匐草本，
与积雪草的主要不同点有：茎为
方柱形，叶对生，肾形或心形，
边缘圆齿多（民间俗称十八缺）；
轮伞花序，腋生，花冠二唇形，
淡红紫色（图2-12-4），畲民
形象地称连钱草为红老鸦碗、方
梗老鸦碗、方杆老鸦碗。此外，
积雪草气微味淡，而连钱草搓之
气芳香，味微苦。

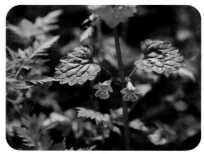

图2-12-4　连钱草原植物（活血丹）

经过这样一番介绍，小伙伴们应该是能区分它们了吧！下次去
野外遇见的时候可不要认错哦。

【现代研究】

除消除暑热、外敷疗伤外，积雪草在美容护肤界的地位也不容
小觑。现代药理研究表明，积雪草所含的积雪草苷等成分具有消炎、
抑制瘢痕增生、修复皮肤损伤、镇静、消肿、美白等功效，对于受
损的肌肤、痘痘、晒后休复等均能起到一定的作用，各种积雪草相
关的护肤品、面膜等已经广泛应用于市场。

在临床应用方面，积雪草也常用于皮损、结节、皮肤溃疡、带
状疱疹等，着实是潜力无限的一味好药啊！

【民间验方】

《中国药典》记载积雪草功效为清热利湿、解毒消肿，可用于
治疗湿热黄疸、中暑腹泻、石淋血淋、痈肿疮毒、跌扑损伤等。

下面给大家介绍几种常见的民间应用。

1. 治疗胆囊炎：积雪草配马蹄金，水煎服，腹有剧痛者加牛皮消，
连服 5 ～ 10 剂。

2. 治疗中暑腹泻：积雪草鲜叶搓成小团，嚼细，开水吞服 1 ～ 2

团，或鲜全草水煎代茶服，或鲜积雪草 150 克，加醋捣烂炖服。配合推刮胸，拿虎口（合谷穴），拧胸及背部，自上而下风池穴，捏、掐人中等疗效更明显。

3. 治疗跌打损伤、胸胁受损、呼吸引痛：积雪草配卷柏、华山矾、兰花参（桔梗科），水煎服。

4. 治疗腰部扭伤：积雪草、珍珠菜根各 30 克，鸡蛋同煮食。

5. 治疗软组织扭伤：积雪草捣烂加酒少许敷患处。

6. 治疗乳腺炎：鲜积雪草捣烂外敷。

【食疗药膳】

时值酷暑，身重困乏，采一些鲜积雪草做成美味又清补的药膳，在初夏用来抵御暑热湿毒实在是再好不过了！

🥣 积雪绿荷玉鸽汤：鲜积雪草 500 克，绿豆 100 克，鲜荷叶 200 克，玉米 1 根（约 250 克），老鸽 2 只（约 750 克）。做法：先将鸽子宰杀，去除羽毛及内脏，洗净，斩大块，焯水捞出冲洗干净血沫；鲜荷叶洗净，切宽丝；玉米去除外衣及须，洗净，横切成段。然后连同洗净的积雪草、绿豆一同置于砂锅内，加入清水 2500 克，用武火煮沸后改用文火熬 1.5 小时，精盐调味，即可。

🥣 积雪草瘦肉汤：积雪草 100 克，猪肉 100 克。做法：猪肉剁碎，加除油之外的调料腌制 5 分钟；积雪草清洗干净，用清水泡 10 分钟；锅里放油，把腌制好的猪肉末放进锅里爆香，倒入清水，煮至奶白；倒入沥干水的积雪草，继续煮 5 分钟即可。

【温馨提示】

1. 积雪草性味苦寒，脾胃虚弱者不宜过多食用。

2. 进入酷暑切忌过分贪凉，损伤人体阳气。夏季养生以清心养脾、顾护阳气为主。

（胡　珍）

第十三节 豆腐柴
畲药中的"解暑蔬菜"

"白白模样四四方，口感嫩滑味道香。"猜到是什么食物了吗？没错，这就是家家户户餐桌上必不可少的一道家常菜——豆腐。豆腐营养美味、老少皆宜，那大家有吃过绿色的豆腐吗？绿豆腐色泽翠绿、口感爽滑、营养丰富，是浙南地区的传统小吃，更是盛夏防暑的佳品，被誉为"解暑蔬菜""绿色森林食品"。做绿豆腐的原料豆腐柴还是一味民间应用广泛的畲药，下面就带大家认识一下药食两用的畲药——豆腐柴（图 2-13-1），并分享绿豆腐的制作过程。

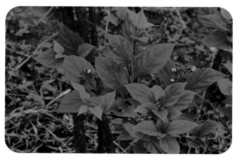

图 2-13-1 豆腐柴

【民间应用】

豆腐柴是马鞭草科植物，畲药名苦廖、山麻兹、腐婢，南方广布种，浙南资源丰富，是一种较常见的畲药，具有清热解毒、消肿止血的功效。它的叶子不但能做绿豆腐，还能治蜜蜂蜇伤、毒蛇蜈蚣咬伤呢。有次小伙伴们上山采药，不慎碰到马蜂窝，身上多处被蜇，被蜇部位肿痛厉害，老师们赶紧就地采来豆腐柴的叶子，用石头捣烂，贴敷被蜇部位。大概休息了 20 多分钟，红肿部位明显退去，疼痛也减轻不少，如果不是亲身经历真难以想象它的神奇。喜欢到野外的小伙伴如果遇到类似情况，不要忘记就地取材哦！

实际上，豆腐柴是个很好的药材，被誉为中医四大经典之一的《神农本草经》中就有记载："腐婢，味辛，平。主疟疾寒热，邪气，泄利，阴不起，酒病头痛。"这里的"腐婢"就是豆腐柴！此外，浙南地区的人们还常用它来治疗无名肿毒、创伤出血、痢疾、烫伤、骨折、疝气等症。

豆腐柴因能做豆腐而得名，绿豆腐是纯天然无污染的健康、清凉、解暑食品。下面跟大家分享一下制作绿豆腐的工艺（图2-13-2）。

摘取豆腐柴鲜叶，捣碎或揉搓出汁（也可用料理机打碎），加冷开水，过滤去渣，汁液加碱粉（农村用草木灰，有些地方还用乌贼骨，也可用小苏打或牙膏少许），经验是加碱粉时边加边搅拌，直到感觉搅拌有点阻力的时候就可以了，稍等片刻就能凝固成形，清香翠绿的绿豆腐就出炉啦！闻一闻有股淡淡的青草香味。

至于怎么做就看个人口味啦，凉拌、煮汤、烹炒，可咸可甜，尽情发挥。丽水地区还有人喜欢加薄荷煮汤或者制作中添加不同果汁，放入冰箱冷藏后食用，变成一道清凉解暑的饮品，在这炎炎夏日唤醒你的味蕾。

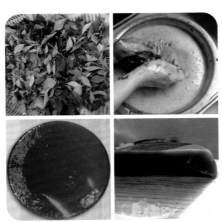

图2-13-2　绿豆腐的制作过程

【植物形态】

豆腐柴为马鞭草科植物，属落叶灌木，根灰黄色，根皮常易剥离成薄片状，幼枝有柔毛，老枝无毛（图2-13-3）；单叶对生，叶片纸质，揉之有黏液并有特殊气味，卵状披针形、椭圆形或卵形，先端急尖或渐尖，基部楔形下延，边缘有疏锯齿至全缘，叶柄短（图2-13-4），做绿豆腐用的是其嫩叶哦。

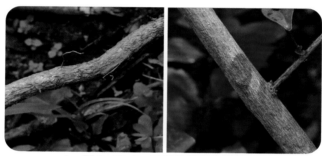

图2-13-3　豆腐柴的根和幼枝

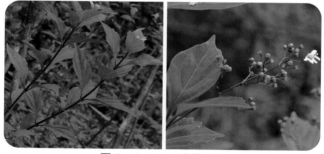

图2-13-4　豆腐柴的叶

豆腐柴的花序为聚伞花序组成顶生塔形的圆锥花序，花萼杯状，绿色或有时带紫色，密被毛至几无毛，5浅裂，裂片边缘有睫毛；花冠淡黄色，外有柔毛和腺点，顶端4浅裂，略2唇形，雄蕊内藏（图2-13-5）；核果球形至倒卵形，成熟时为紫黑色（图2-13-6），花期5～6月，果期7～8月。

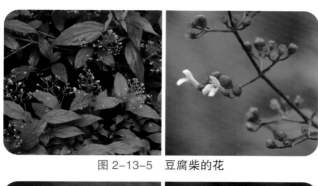

图 2-13-5　豆腐柴的花

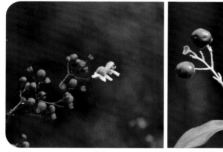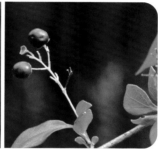

图 2-13-6　豆腐柴的果实

【现代应用】

　　豆腐柴含有丰富的果胶、蛋白质、脂肪、粗纤维、多种氨基酸和矿质元素，营养价值极高，豆腐柴的叶子制成的豆腐是一种无污染、安全的绿色食品，其根、茎、叶均可入药，性苦寒、无毒，具有清热解毒、消肿止血等功效，可治疗毒蛇咬伤、无名肿毒、创伤出血、痢疾、烫伤等症。豆腐柴的叶果胶含量高达40%，有良好的胶凝化和乳化稳定作用，广泛用于食品、纺织、化妆品和医药等，利用价值较高。豆腐柴在贫瘠山地也能旺盛生长，是一种很好的荒山绿化植物，可防止水土流失，其落叶和加工提取后的残渣又能提高土壤肥力，真可谓小小青草也有"十八般武艺"哦！

【民间验方】

1. 治疗风湿性关节炎：豆腐柴根配钩藤根、串珠虎刺根、多花勾儿茶根、细柱五加根，上肢加野鸦椿，下肢加蛇葡萄根，酒水各半煎服；或取老母鸡1只，去毛，以小切口除去内脏，勿落水，将药装入缝好，用酒 1.5 ~ 2.5 千克煮熟，趁热食鸡喝酒；亦可用豆腐柴鲜根 250 克，煎汤，炖煮猪蹄或乌贼干 250 克服食。

2. 治疗水火烫伤：豆腐柴鲜叶捣汁外敷，或根皮粉用植物油调敷。

3. 治疗腹泻、痢疾：豆腐柴叶 60 克，龙牙草 30 克，水煎服。

4. 治疗无名肿毒：豆腐柴全草 30 克，水煎服，另取鲜叶捣烂外敷。

5. 治疗雷公藤中毒：豆腐柴鲜叶捣汁，冷开水冲服，或豆腐柴全株 60 克，大黄 20 克，芒硝 12 克，防风 20 克，水煎服。

【温馨提示】

1. 豆腐柴营养价值虽高，但是性味苦寒，脾胃虚弱者不宜过多食用。

2. 夏季是阳气最盛的季节，气候炎热而生机旺盛。中医认为心与夏季相通，夏季养生以清养心脾、顾护阳气为主，重在精神调摄，所以，保持愉悦的心情和稳定的情绪很重要。

（蓝　艳）

第十四节　盐肤木
夏日之霜盐肤木，祛暑解毒湿疹除

处暑已过，长夏已近尾声，意味着炎热的夏天就要离开，在这个炎热的夏天大家已经学习了很多清凉之品，如防暑佳品积雪草、解暑蔬菜豆腐柴等，下面再给大家介绍一味民间应用较广的解毒祛暑畲药——盐肤木（图2-14-1）。

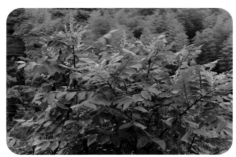

图2-14-1　盐肤木

【民间应用】

盐肤木畲药名盐芋根、盐葡萄、盐肤柴，味咸、涩，性平，因其果实上面常有一层白霜一样的结晶状物，远看就像盐花一样，因此得名"盐肤木"。据说以前买不起盐的贫苦人家，会收集盐肤木的"盐霜"用来炒菜。畲族民间经过广泛实践发现，盐肤木的根皮与紫金皮一起煎煮或碾粉吞服，用于清热祛暑，对于高热中暑有很好的治疗作用。同时，盐肤木有很好的解毒功效，在畲族民间还常用于解竹叶青的蛇毒，捣烂外敷即可；与桑白皮、大叶蓼一起使用，对于湿疹也有很好的疗效。

【植物形态】

盐肤木的分布非常广，除东北、内蒙古、新疆外，其他地方基本都有分布，生长环境要求也不高，向阳山坡、灌木丛中、沟边等都非常适合生长，比较常见。

盐肤木是漆树科盐肤木属落叶小乔木或灌木，高可达 10 米，盐肤木植株上很多部位被柔毛，小枝棕褐色，被绣色柔毛，具圆形小皮孔（图 2-14-2）。

盐肤木为奇数羽状复叶，互生，长 25 ~ 45 厘米，叶轴及叶柄常有翅，这是盐肤木的特点（图 2-14-3）；小叶 5 ~ 13 枚，小叶

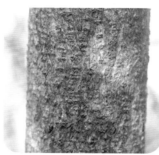
图 2-14-2　盐肤木的皮孔

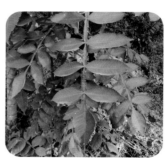
图 2-14-3　盐肤木的叶

片纸质，多形，常卵形至卵状长圆形，先端急尖，基部宽楔形或圆形，稍偏斜，边缘具粗锯齿，上面暗绿色，沿中脉被锈色短柔毛或近无毛，下面粉绿色，被白色，密被锈色柔毛（图 2-14-4）；无柄或近无柄。

盐肤木为圆锥花序，宽大（图 2-14-5），顶生，多分枝，雄花

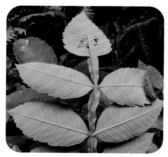
图 2-14-4　盐肤木的叶

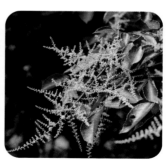
图 2-14-5　盐肤木的花

序长 20 ～ 40 厘米，雌花序较短，密被锈色柔毛；核果球形，略压扁，表面常被白霜（图 2-14-6），成熟时变红色，被具节柔毛或腺毛，8 ～ 9 月开花，10 月结果。

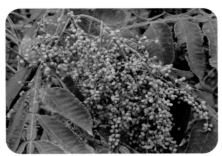

图 2-14-6　盐肤木的果实

【五倍子】

说起盐肤木，有味中药一定绕不开，那就是五倍子。盐肤木又称五倍子树，因为五倍子蚜虫寄生在盐肤木的幼枝或嫩叶上，从而形成的虫瘿，即五倍子，是一味重要的药材。

要形成一个五倍子十分不容易，必须同时具备 3 个条件：一要有能致虫瘿的五倍子蚜虫，二要有夏天可寄生度酷夏的盐肤木，三要有冬天可寄生越严冬的苔藓，三者缺一不可，于是野生五倍子也显得越发珍贵。根据形状不同，五倍子还分为肚倍（图 2-14-7）和角倍（图 2-14-8）两种。

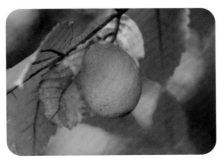

图 2-14-7　肚倍

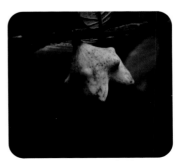

图 2-14-8　角倍

秋季采摘盐肤木上的五倍子，置沸水中略煮或蒸至表面呈灰色，杀死蚜虫（图2-14-9），取出，干燥。五倍子，味酸、涩，性寒，有敛肺降火、涩肠止泻、止血、收湿敛疮的功效，可用于肺虚久咳、肺热咳嗽、久泻久痢、自汗盗汗、便血痔血、外伤出血、痈肿疮毒、皮肤湿烂等（图2-14-10）。

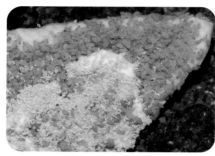

图 2-14-9　蚜虫

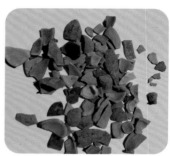

图 2-14-10　五倍子

　　惊叹大自然神奇的同时，我们也能看到身边很多普通植物与动物和谐共存，给人类带来很多惊喜的礼物，让人类得以更好地战胜疾病，所以身边的天然畲药更值得去深入探究。

【民间验方】

　　1. 治疗高热中暑：盐肤木的籽或根、紫金皮各20克，石菖蒲、积雪草、黄栀各10克，银花15克水煎服或碾粉吞服。

　　2. 治疗风疹：盐肤木枝叶约10克、桑白皮10克、大叶蓼6克，水煎服。

　　3. 治疗毒蛇咬伤（竹叶青蛇）：盐肤木的根和嫩枝叶各适量，捣烂外敷，或鲜嫩叶捣汁外敷。

（叶娇燕）

第十五节　醉鱼草
紫簇成团次第花，晓风香飘醉鱼虾

依稀记得，小时候夏天傍晚的溪水边，男孩子们光着胳膊边洗澡边捉鱼，将一窝池水弄得浑浑的，乘机浑水摸鱼，无奈聪明的小鱼没有中计。于是乎溪水边那抹开着紫花的靓丽植物就该大显身手了。顺手折来几枝，用石头将其叶片捣烂，放在水中，没过几分钟，奇迹出现了，原先躲藏着的小鱼如同喝醉了般摇晃着脑袋浮出水面来。惊叹于如此神奇的植物，能让活蹦乱跳的小鱼乖乖就范，民间叫它"醉鱼草"（图2-15-1）。

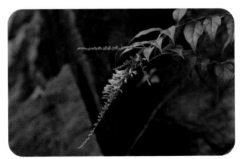

图 2-15-1　醉鱼草

【民间应用】

醉鱼草又名毒鱼草、鱼尾草、萝卜柴等，因其全株有小毒，捣碎投入河中能使活鱼麻醉，便于捕捉，故有"醉鱼草"之称。它的花、叶、根均可作药用，具有行气化痰、解毒止咳、杀虫截疟的功效，可用于治疗慢性气管炎、疟疾、钩虫病、跌打损伤等，此外也有人用来治疗关节风痛、胃痛等症。

醉鱼草也是一味常用的畲药，畲药名"牛目引""柴花树"，畲族民间一般用根捣烂外敷用于骨折，或水煎煮用于治疗皮肤湿疹等瘙痒病症。因其有很好的杀虫作用，在缺医少药的年代，很多人家的小孩头上长了虱子，大人就会采一把醉鱼草，水煎浓汤，给小孩洗头以除虱子。畲族民间也有用醉鱼草配合其他药物内服治疗小儿疳积。

畲族民间还有兽医用其枝叶治牛泻血。全株还可用作生态农药，专杀小麦吸浆虫、蝗虫及孑孓等。醉鱼草花芳香而美丽，也常作为公园优良的观赏植物。

【植物形态】

醉鱼草是马钱科落叶灌木，多分枝，小枝四棱，具窄翅（图2-15-2），嫩枝、嫩叶及花序均有棕黄色星状毛和鳞片，叶对生，叶片卵生形或卵状披针形，全缘或疏生波状锯齿（图2-15-3）；花紫色，穗状聚伞花序顶生，常偏向一侧，下垂（图2-15-4）；蒴果长圆状（图2-15-5），外面被鳞片，基部常有宿存花萼；种子多数，淡褐色，无翅，花期6~8月，果期10月。

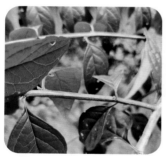

图2-15-2 醉鱼草的枝

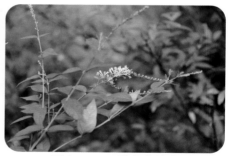

图2-15-3 醉鱼草的叶

【民间验方】

1. 治疗慢性气管炎：醉鱼草根、杏香兔耳风、前胡、炒萝卜子、盐肤木各9克，水煎服。

2. 治疗骨折：醉鱼草根、皮各适量，加酒糟、糯米饭适量，捣烂敷患处。

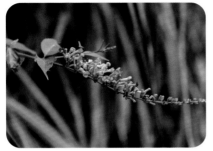

图 2-15-4　醉鱼草的花

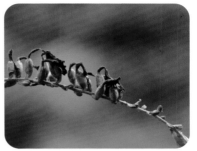

图 2-15-5　醉鱼草的果实

3. 治疗驱蛔虫、小儿疳积：醉鱼草果实 15 克，或加猪肝适量，水煎服。

4. 治疗肺脓肿：醉鱼草鲜叶绞汁，每次服一调羹，每日 3 次。

5. 治疗胃痛：醉鱼草花刚开放时晒干研粉，每次半调羹。

6. 治疗关节风痛：醉鱼草果实、山栀子等量加烧酒捣烂，外敷。

【温馨提示】

1. 醉鱼草全草有毒，内服要慎用，孕妇忌服。如果服用过量，易引起头晕、呕吐、呼吸困难、四肢麻木及震颤等。所以，采摘时宜谨慎，应在专业人士指导下服用。

2. 因醉鱼草有一定的毒性，无论是捣烂外敷还是水煎外洗，均适用于皮肤无损伤者。

（黄晓燕）

参考文献

[1] 程文亮. 浙江丽水药物志 [M]. 北京：中国农业科学技术出版社，2014.

[2] 潘远根，谢昭明，王平南. 湖南药物志（第一卷）[M]. 长沙：湖南科技出版社，2004.

[3] 贵州省中医研究所. 贵州民间药物（第一辑）[M]. 贵阳：贵州人民出版社，1965.

[4] 甘慈尧. 浙南本草新编 [M]. 北京：中国中医药出版社，2016.

[5] （明）倪朱谟. 本草汇言 [M]. 上海：上海科学技术出版社，2005.

[6] 孟文贤. 中草药民间草方验方大全 [M]. 北京：中国科学技术出版社，2018.

[7] 中国科学院中国植物志编辑委员会. 中国植物志 [M]. 北京：科学出版社，2004.

第三章

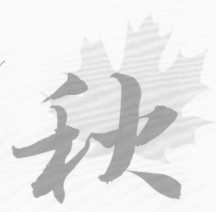

秋

香牵十步袅袅风，
万物礼肃碧海桐，
拐枣魔芋水晶葱，
红茴薜荔治疗功。

第一节 地菍
童年难忘的野果

在秀山丽水的山坡或是树林下，一种叫地菍（rěn）的匍匐小灌木，叶子贴着地面，蔓延生长，也是一味常用畲药，畲语称"嘎狗噜"（图 3-1-1）。

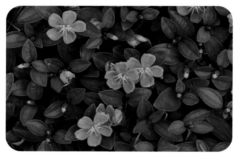

图 3-1-1　**地菍**

地菍为野牡丹科植物，丽水地区常见。每年的 5 ~ 7 月份，地菍就会开出淡紫色的花朵。待到花期结束后，就结出一个个圆嘟嘟的小浆果，表面有规律的布满了"短刺样"的小突起，触之略有扎手感，成熟时呈黑紫色。把它熟透的果实放进嘴里嚼一嚼，酸酸甜甜，紫红色的果肉有一种细细的沙粒感，民间又称"地石榴"。记得那时小伙伴们吃完"地石榴"之后经常调皮地互相察看对方的舌头颜色，发现彼此的舌头都被染成黑紫色，觉得甚是好玩，所以，地菍的果实也是一种天然的染色剂。

【民间应用】

其实，地菍还有一个鲜为人知的名字——七月半。传说，阴间的鬼魂会在农历七月地菍果实成熟的时候，在夜晚将其采去酿酒，以庆贺七月十五的鬼节。传说终究还是传说，其实也说明了古人的智慧，在地菍果实成熟时采摘，将其酿成果酒，在炎炎夏日饮上一杯，可行气活血、祛湿生津。畲族民间药用最多的是止泻，且单味有效，特别对于秋季腹泻效果明显，所以又被称为畲药里的"泻痢停"。

【植物形态】

地菍（嘎狗噜）为小灌木，茎匍匐上升，逐节生根，分枝多，披散，幼时被糙伏毛，以后无毛；叶片坚纸质，卵形或椭圆形，顶端急尖，基部楔形，全缘或具密浅细锯齿，3～5基出脉，叶面通常仅边缘被糙伏毛，背面仅沿基部脉上被极疏糙伏毛，侧脉互相平行（图3-1-1）；聚伞花序，顶生，花瓣淡紫红色至紫红色（图3-1-2）；果坛状球状，平截，近顶端略缢缩，肉质，不开裂（图3-1-3）。

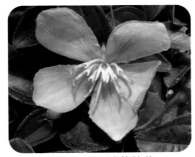
图 3-1-2　**地菍的花**

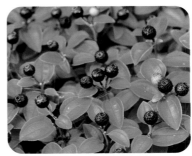
图 3-1-3　**地菍的果实**

【现代研究】

畲族民间用鲜地菍全草外敷治疗外伤出血，中医临床用于治疗消化道出血，对胃、十二指肠溃疡合并上消化道出血及其他原因所引起的消化道出血效果显著。地菍在临床上还可用于治疗痔疮、带状疱疹、高热、咽喉肿痛、崩漏、产后腹痛、痈肿等病症。最新研究还发现，地菍对肝炎、肝大、肾盂肾炎的治疗也有一定的效果。另有报道，地菍有抗肿瘤、抗衰老、降血糖、降血脂等作用，而对正常细胞没有毒副作用。

【民间验方】

地菍全草皆可入药，具有清热解毒、活血止血的功效，其果实具有补肾养血、止血安胎的功效。全草内服煎汤，15～30克，鲜品加倍；外用适量，捣敷或水煎洗。果实内服煎汤，10～30克或浸酒。

1.治疗腹泻：采鲜地菍全株，60～90克，煎汤频服，一般2～3天即愈。

2.治疗痔疮：洗净晾干地菍和柔弱斑种草的叶或根，地菍七成，柔弱斑种草三成，将其混匀，加上少许米饭或红糖捣烂，洗澡清洁后，将捣好后的药敷在肛门处固定即可。每晚换药1次，症状轻者3～5次，重者10～12剂即可治愈。

3.治疗虚火牙痛：取鲜地菍根30克（洗净去粗皮），鸡蛋3～5个（或瘦肉4两），入器皿内加水500毫升，同煮1小时，煮至20分钟时将整个蛋壳轻轻捣烂，以充分吸收药效，去药渣，食蛋喝汤，每日2次，连服2～3天。

4.治疗带状疱疹：将新鲜地菍250克捣碎，放置盆装干净泉水500克中搅拌，去渣，然后把常见小爆竹10只对中折断，并点燃其硝，使火星往地菍水中窜，最后将药水频擦患处。

【温馨提示】

由于地菍的全草活血作用强烈，孕妇应慎用；地菍的根祛风湿、活血作用更强，孕妇禁用。

（李丕回）

第二节 牛奶绳
畲药里的天然调味剂

树荫间的蝉声渐弱，朦胧的雾气挥走了燥热，傍晚的微风带走一丝丝凉意。秋，沿着一片滑落泛黄的叶子已悄然而至。天气逐渐转凉，正是最佳的进补时节。下面给大家科普下浙南地区滋补炖品里出现频率最高的牛奶绳，希望大家能对它有更多的了解。

牛奶绳就是大家耳熟能详的畲药小香勾，2015 年版《浙江省中药炮制规范》收载的小香勾来源为桑科植物条叶榕或全叶榕（《中药植物志》里记载为全缘琴叶榕）的干燥根及茎，但在丽水的部分地区，民间也有用同属植物天仙果的根及茎作牛奶绳用（图 3-2-1）。

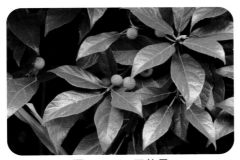

图 3-2-1　天仙果

【民间应用】

每当看到滋补炖品上面浮着一层厚厚的油时，就觉得难以下咽，每次吃完都感到特别油腻。牛奶绳简直是去除油腻的最佳选择，还因其香气浓郁，在浙西南一带常被作为调味品，用于烹饪，尤其在烹饪鸡、猪脚等荤菜时，将牛奶绳的根、茎、叶放入锅中一同煎熬，可去除油腻，增加鲜味，使菜肴不但清香四溢，而且有一股淡淡的牛奶香味。

【植物形态】

条叶榕为落叶小灌木，叶片厚纸质，狭披针形或线状披针形，先端渐尖，基部圆形至宽楔形，叶形较为狭长；隐花果单生叶腋，椭圆形或球形，顶端脐部突起明显（图3-2-2）。

全叶榕别名小叶牛奶绳，为落叶小灌木，叶片纸质，狭卵形或倒披针形，先端渐尖，基部圆形至宽楔形，与条叶榕相比叶形较为宽长；隐花果单生于叶腋，椭圆形或球形，顶端脐部突起不明显（图3-2-3）。

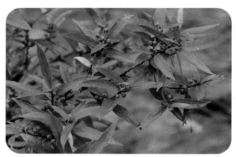

图 3-2-2　条叶榕

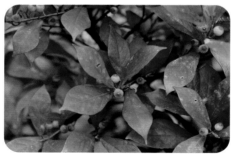

图 3-2-3　全叶榕

天仙果始载于《本草纲目》，其言道："出四川，树高八、九尺，叶似荔枝而小，无花而实，子如樱桃，累累缀枝间，六、七月熟，其味至甘。"天仙果又称大叶牛奶绳，为落叶小乔木，树皮灰褐色；

小枝和叶柄密被硬毛；叶片厚纸质，倒卵状椭圆形或长圆形，先端渐尖，基部圆形或浅心形，全缘上部稀有疏齿，上面粗糙，疏生短粗毛，下面被柔毛，具有乳头状突起，基生三出脉；隐头花序单生或成对腋生，幼时被柔毛或短粗毛，球形或近梨形，成熟时暗红色，有淡红色斑点（图 3-2-4）。

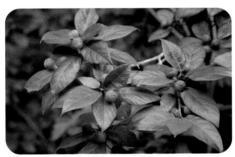

图 3-2-4 　天仙果

【现代研究】

　　现代药理研究表明，牛奶绳植物含有丰富的多酚类化合物，特别是黄酮和异黄酮类化合物，且它们均具有很强的抗氧化活性，可用于延缓衰老。研究还发现，条叶榕和全叶榕具有抗肿瘤、抗菌、抗病毒等功效，对心血管系统和免疫系统有较强的活性。此外，牛奶绳还有降血糖、降血脂、抗骨质疏松等作用。

【民间验方】

　　由于条叶榕、全叶榕及天仙果都具有祛风除湿、健脾开胃的功效，民间常用来治疗消化不良、小儿疳积、腹泻、疝气。以下为大家分享几个民间常用方。

　　1. 治疗消化不良性腹泻：条叶榕或全叶榕 30 克，煎水 100 毫升，内服。

　　2. 治疗小儿疳积：条叶榕或全叶榕 100 克，加水 500 毫升与鹌鹑蛋（约 30 个）一起煮，每日食蛋 4 ~ 8 个，每次 2 ~ 4 个；天仙果根 50 ～ 100 克，煎汤，炖小公鸡（500 克），喝汤（分 2 次服）。

3. 治疗小儿疝气：条叶榕或全叶榕根及茎 30 ～ 50 克，栀子根 20 ～ 30 克，加猪蹄、桂圆、荔枝和大枣适量，水煎服。

4. 治疗脱力劳伤：天仙果根 100 克，煎汤，炖猪蹄，喝汤食肉。

【温馨提示】

在此提醒大家，虽然补药能够提高人体的免疫力，但不要盲目进补，要根据自身体质适当进补。

（李丕回）

第三节 红毒茴
八角茴香的"毒亲戚"

众所周知，一盘香喷喷的卤菜离不开八角茴香入味，但你听说过八角茴香还有一个"长相"非常相似的"毒亲戚"吗？如果误食很有可能会引起中毒，严重者甚至会危及生命安全。现在市场上也会出现八角茴香部分掺假售卖的现象，主要掺假的有红毒茴。面对真假八角，我们该如何辨别呢？下面就带大家一起来了解一下。

八角茴香又名大茴香、大料（北方的叫法），是木兰科植物八角茴香的干燥成熟果实，具有强烈的香气。除用作调味品外，八角茴香还是一味中药，能温阳散寒、理气止痛，可用于治疗寒疝腹痛、肾虚腰痛、胃寒呕吐、脘腹冷痛等。

【相似植物区别】

八角茴香有个"毒亲戚"，亲缘关系上算是"堂兄弟"，叫红毒茴，是木兰科植物披针叶茴香的果实。它的根、茎、叶、果均有毒，因为它的果实与八角茴香相似，所以在购买八角茴香时一定要分辨清楚。

◐ 八角茴香：果实由 7 ~ 8（9）个分果组成，也就是说真正的八角不一定是 8 瓣，偶有 7 瓣或 9 瓣；直径＜4 厘米，饱满平直，呈八角形，单果小艇状，上部开裂，果皮较厚，单果先端较钝；气香浓，味甘甜而不酸（图 3-3-1）。

◐ 红毒茴：外形与八角相似，聚合果由 10 ~ 14 个分果瓣组成，较大，直径在 4 厘米以上；单果呈扁平小艇状，果皮薄，先端有向内弯曲的倒钩状尖头，有特异香气，味淡，久尝麻舌；果柄较短，平直或微弯；果和叶有强烈香气，可提芳香油，为高级香料的原料（图 3-3-2）。

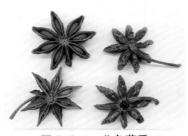
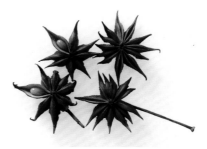

图 3-3-1　八角茴香　　　　　图 3-3-2　红毒茴

【民间应用】

红毒茴的果含莽草亭，有剧毒，部分地区曾出现把它误当作八角茴香使用而发生严重中毒的事件，所以不能作食用香料。

红毒茴的根、根皮及茎皮也有毒性，但如果使用得当，则是很好的一味畲药。红毒茴畲药名"梦幢香"，具有通经活血、散瘀止痛的功效，用于治疗跌打损伤、风湿痹痛等症，浙南地区的老百姓碰到有跌打损伤的问题，第一个会想到土名"大叶茴树"的红毒茴，且以外用居多。

【植物形态】

红毒茴是灌木或乔木，叶互生或 2 ~ 5 片簇生，革质，倒披针形或长披针形，先端长渐尖，基部楔形；中脉在叶上面下凹，在下面突起，侧脉不明显（图 3-3-3）；花粉红至深红，暗红色，腋生

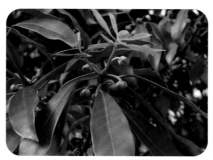

图 3-3-3　红毒茴的叶

126

或近顶生、单生或 2 ~ 3 朵簇生，花被片 10 ~ 15，花梗细长，花期 5 ~ 6 月，果期 8 ~ 10 月（图 3-3-4）；果皮尖端有向内弯曲的倒钩状尖头（图 3-3-5）。红毒茴广泛分布于长江以南地区，常生于海拔 300 ~ 1 500 米的较阴湿峡谷和溪流沿岸。

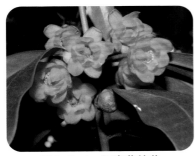

图 3-3-4　**红毒茴的花**

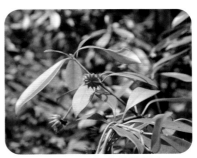

图 3-3-5　**红毒茴的果实**

【民间验方】

　　红毒茴，味苦、涩，性温，有毒，具有祛风除湿、散瘀止痛等功效，用于治疗跌打损伤、风湿痹痛。畲族民间用法用量：根 6 ~ 9 克，一般不超过 9 克，水煎服；根皮 1.5 ~ 4.5 克，一般不超过 6 克。因红毒茴的毒性大，民间一般作为外用，无专业人员指导不建议内服，如内服应严格控制剂量，一般不用红毒茴的鲜根，因其毒性更大。

　　1. 治疗跌打损伤：红毒茴的根 6 ~ 9 克，水煎，或根皮粉 0.9 ~ 1.5 克，冲黄酒、红糖适量，早晚各服 1 次；局部肿痛明显者，另用根皮粉加广东石豆兰，稍加醋同捣烂，敷伤处。

　　2. 治疗急慢性扭伤、腰肌劳损（包括肌肉和韧带的扭挫伤）：红毒茴的根 9 克，配当归、牛膝各 15 克，川芎 9 克，红花 3 克，水煎加黄酒温服，每日 1 剂，可连服 5 剂，休息 2 ~ 3 日，再连服 5 剂，一般 5 剂为一个疗程；适用于腰椎间盘突出症，有止痛作用。

　　3. 治疗风湿痹痛：红毒茴的根切细，蒸晒各 3 次，每次用 9 克，冲黄酒、红糖服；或根 9 克，肩关节及上肢痛加桂枝 9 ~ 15 克，髋关节及下肢痛加牛膝15克，腰脊痛及腰肌劳损加金毛狗脊30克，水煎服。

4. 伤湿止痛膏：红毒茴的根5克、南岭荛花5克、虎杖5克、骨碎补2克、老鹳草2克、生草乌1.5克、干姜3克、白芷3克、积雪草2克、薄荷脑1克、樟脑2克、冰片1克、南五味子5克，制成贴膏，贴敷酸痛处。

【温馨提示】

生活小知识：学会这四招，谨慎选八角。

1. 舔一舔：八角茴香的味道发甜，红毒茴的味道发酸；八角茴香咬碎口感发甜，而红毒茴咬碎口感发酸，时间一长有点儿麻舌感。

2. 看看角：八角茴香通常个体丰满，果实外露，一般有8个圆钝的角；红毒茴的果实一般不会露出来，果瓣不会张开，且红毒茴有10～14个尖细的角。

3. 看角尖：八角茴香每个角的尖比较平缓；红毒茴每个角的尖会上翘，像是鹰钩。

4. 看果柄：八角茴香的果柄较长，弯曲；红毒茴的果柄较短，平直或微弯。

（应晓央）

第四节　木槿
浪漫爱情里的温柔坚持

纤云弄巧，飞星传恨，银汉迢迢暗度。
金风玉露一相逢，便胜却人间无数。
柔情似水，佳期如梦，忍顾鹊桥归路。
两情若是久长时，又岂在朝朝暮暮。

每每读起秦观的这首《鹊桥仙》，一定会想起牛郎和织女的美丽爱情传说，人们在这浪漫的节日里赶赴爱的约定，享受感情的慰藉。下面就给大家推荐一味总在"温柔坚持"的畲药——木槿花（图3-4-1）。

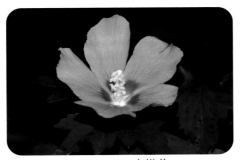

图 3-4-1　**木槿花**

也许你会疑惑，花儿如此多，却为何是木槿呢？那是因为木槿花朝开暮落，第二天却依然坚持美丽绽放，正如它的花语"温柔的坚持"，亦如爱情会有低谷却依旧相信爱的永恒，更是因为木槿和这浪漫的节日有一段颇深的渊源。

【民间应用】

在浙东的宁波、舟山一带，女孩们会在七夕这一天采木槿叶子，用加水揉搓之后产生的黏液来洗头，在这天从老到少都会把自己的头发打理的光泽亮丽。这虽然只是一个传统习俗，但有研究表明，木槿叶中含有肥皂素、肥皂草苷和一些天然黏液，平时用来洗头不但能去除头发上的脏东西，还能起到滋养秀发的作用，连续使用，会使头发变得乌黑顺滑而有光泽，胜过一些大牌洗发水和护发素！

浙东地区的人们用木槿叶来美发，而浙南地区的人们自然也不甘示弱。在遂昌、龙泉一带，木槿花可是"吃货们"的福音，在木槿花盛开的季节，畅游木槿花海，吃一桌木槿花宴可是当下时尚，不仅饱眼福，还饱口福（图 3-4-2）。

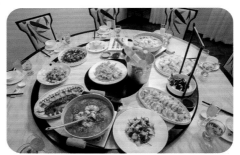

图 3-4-2　**木槿花宴**

你看桌上那一道道令人垂涎欲滴的木槿花佳肴，朝开暮落酒、木槿花炒虾仁，还有那木槿花红烧鱼、炸木槿花、木槿花炒丝瓜……是不是已屈服在美食之下，流下了不争气的口水呢（图 3-4-3）？

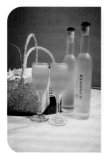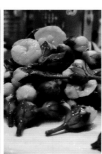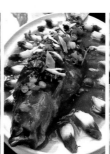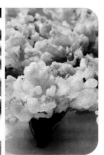

从左到右依次为朝开暮落酒、木槿花炒虾仁、木槿花红烧鱼、炸木槿花。

图 3-4-3　**木槿花佳肴**

　　既能美发还是美食，这样的好东西究竟长什么样呢？其实木槿是一种庭园常见的灌木花种，也是一味民间常用的药食两用畲药，大家说不定在公园、庭院及马路边就见过它的"身影"。

【植物形态】

　　木槿花畲药名新米花、咏梅花、米烫花，是锦葵科落叶灌木，叶互生，叶片菱状卵圆形，常3裂，基部楔形，下面有毛或近无毛；花单生叶腋，有星状短毛，花冠钟形，淡紫色、红色或白色（图3-4-4）；蒴果卵圆形，密生星状绒毛；花期7～9月，果期9～12月。最近在各小区、街道绿化带，甚至公路边都能看到木槿花的"倩影"。

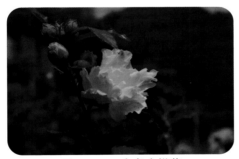

图 3-4-4　白色木槿花

　　木槿具有良好的药用价值，作为民间畲药，有悠久的使用历史。木槿花色有淡紫色、白色、红色，花瓣有单层（单瓣）和多层（重瓣），植物学上分别叫木槿、白花单瓣木槿（图3-4-5）、白花重瓣木槿（图3-4-6），后两者都是木槿的变种，植物工作者近年来又人工培育出了开粉花的重瓣牡丹木槿。木槿、白花单瓣木槿均可入药，浙南民间以白花单瓣木槿药用为多，但据《浙江民间常用草药》记载两者功效相同。而不管是大酒店、农家乐，还是单位食堂，做药膳广泛食用的多以白花重瓣木槿和粉花牡丹木槿为主，有些餐厅则多以粉色略偏紫色的重瓣木槿为主，做出的佳肴不仅口感佳且色彩饱满！

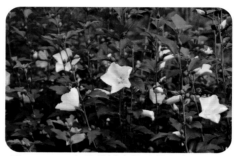

图 3-4-5　白花单瓣木槿（花白色单层）

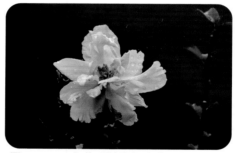

图 3-4-6　白花重瓣木槿（花白色多层）

【现代研究】

　　木槿花含有蛋白质、多糖及多种微量元素等，具有清热、凉血、抗氧化、防癌和提高人体免疫力等功效。木槿花的水提物及酶提取物通过降低皮肤黑色素含量、提高角质层水合度，从而减少紫外线诱导皮肤过早衰老，起到抗氧化的作用。经研究发现，木槿花的提取物可能通过抑制 AKT 活化来抑制乳腺癌细胞活力并诱导细胞凋亡。现代研究发现，木槿花挥发油大都为有机游离脂肪酸，其中富含的亚油酸能降低血液中胆固醇的含量，从而起到降血脂的作用。

【民间验方】

　　木槿可谓全身都是宝，它的根、茎皮、花、果实均可入药。木槿的花具有清湿热、凉血的功效，可用于治疗痢疾、腹泻、痔疮出血、白带，外用可治疗疖肿。木槿花入药，习用白花木槿。木槿的干燥茎皮具有清热利湿、解毒止痒等功效，用于治疗肠风泻血、痢疾、脱肛、白带、疥癣、痔疮等症。另外，木槿的果实还可治疗偏正头风及黄水疮。

1. 治疗痢疾：木槿花、冰糖各 30 克，水炖服；或木槿花晒干研粉，每次 6 ~ 9 克，每日 2 次，温开水送服。

2. 治疗烫伤：木槿花晒干研粉，植物油调匀，敷患处。

3. 治疗疖肿：鲜木槿花或木槿根皮捣烂，敷患处。

4. 治疗白带过多：木槿花或根 30 ~ 90 克，或加紫茉莉根 30 克，水煎服。

5. 治疗咯血、干咳：木槿花 6 ~ 12 克，加冰糖适量，水炖服；或鲜木槿叶 60 ~ 90 克，捣烂取汁，白糖冲服。

【温馨提示】

1. 木槿花虽好，但其药性偏凉，脾胃虚弱者不宜多吃。

2. 对木槿花进行急性毒性、致畸作用和亚慢性毒性的实验表明，木槿花熟食是安全的。

3. 畲族民间有发现食用木槿根中毒的事件，用药时须根据个人的病情和体质在医师指导下进行，切忌盲目用药。

（杨巧君）

第五节 薜荔
童年记忆里的那一抹清凉

　　立秋过后，但三伏暑热并未消停，节气进入长夏时节，连日来的暑热蒸腾着大地，聒噪的蝉鸣此起彼伏，此时人们大都开启吹空调、网络、冰西瓜的模式得以度夏。但冰爽的同时大家的脾胃功能也受到影响，食欲有所下降，有没有一种既可清凉祛火，又可养生祛病防病的食疗佳品呢？下面就为大家介绍一款清凉消暑的佳品——凉腐（图3-5-1）。

　　说起凉腐大家并不陌生，炎夏的街头经常可以看到卖凉腐的商贩，记得小时候老屋边有一堵老墙，上面爬满了一种绿色植物，人们经常会摘能吐"白色的牛奶汁"的果实去做凉腐，吃的时候兑上点糖水、撒上几片薄荷叶，甜中带着清凉的味道就是童年最美好的记忆啦。直到多年以后才知道它的学名叫薜荔，而且是一味药食两用的畲药哦（图3-5-2）。下面就带大家一起来认识一下。

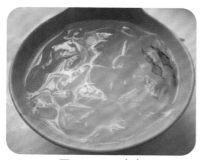

图 3-5-1　凉腐

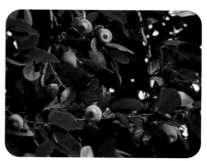

图 3-5-2　薜荔

【民间应用】

　　薜荔为桑科植物，其不孕花序托（俗称雄果）畲药名攀蓬、攀爬藤、墙络藤，畲医认为其有通乳、固精、舒筋活络的作用，常用于治疗乳汁不通、肾虚腰痛等，在广东、广西壮族自治区等部分地区，它的中药名为王不留行。它不长果实的枝条植物学上叫不育枝，也可入药，有祛风通络、凉血消肿的功效，畲族民间多用于治疗腰膝酸痛、跌打损伤等，也就是《浙江省中药材标准》收载的"浙络石藤"。

用来制作凉腐的是薜荔成熟的雌花序托（俗称雌果），取成熟薜荔果（雌果）对半切开，掏出里面的籽，晒干；把籽放在干净的纱布里，拧紧纱布口；将纱布浸入凉开水中，反复揉搓纱布里的果籽，让黏液释出；在挤出的黏液中加入少许牙膏，放在常温下或冰箱静置，等其自然凝固即可，食用的时候舀一碗，可以根据个人喜好往里面添加薄荷水、蜂蜜、糖粉、酸梅膏、坚果粒等。

【植物形态】

制作凉腐用的是薜荔的雌果，大家是不是疑惑如何区分雌果还是雄果呢？薜荔为桑科攀援灌木，有乳汁，叶枝二型。不结果枝节上生不定根，叶卵状心形，薄革质；结果枝上无不定根，直立或斜升，叶大而近革质，网状隆起成蜂窝状（图3-5-3）。雌雄异株：雄果（不孕花序托）梨形，内生多数雄花和瘿花，不变肉质，俗称"鬼馒头"；雌果（雌花序托）类球形，内生多数雌花，成熟时变肉质，俗称"木莲果"。真正的瘦果细小，棕褐色，果皮薄膜质，表面富黏液。

🍃 **雄果（不孕花序托）**：雄花和瘿花同生于一个隐头花序中，顶端截平而微凹（图3-5-3），手摸稍软，里面的瘿花籽就像一个个小蝌蚪，雄花籽呈线形，雄果掰开后有牛奶样白色乳汁（图3-5-4）。

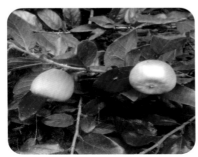
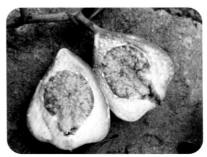

图 3-5-3　**薜荔的雄果**　　　图 3-5-4　**薜荔的雄花籽和瘿花籽**

雌果（雌花序托）：类球形，顶部截平，略具短钝头或为脐状凸起（图 3-5-5），手摸上去硬邦邦的，里面的籽呈条状线形（图 3-5-6），经过授粉，成熟后就有球形小瘦果，晒干可以用来做凉腐哦。

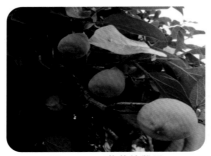
图 3-5-5　薜荔的雌果

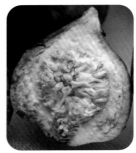
图 3-5-6　薜荔的雌花籽

薜荔与植物络石藤的区别主要：薜荔叶互生，基部明显不对称，背面网脉突起呈小蜂窝状。

【现代研究】

现代药理研究发现，薜荔果中含有脱肠草素、佛手柑内酯等，对治疗风湿痹痛有一定作用。薜荔果中含有多种有机酸、脱肠草素、芸香甙、蒲公英赛醇乙酸酯等，具有清热凉血、活血消肿的功效，用于治疗痈肿疮疖、跌打损伤等症。薜荔果中含有大量的酸性物质，具有收涩的功效，对肾虚精室不固而致的遗精、阳痿等病症有治疗效果。薜荔果乙醇浸出液中可分离出内消旋肌醇、芸香甙、β-谷甾醇、蒲公英赛醇乙酸酯及β-香树酯醇乙酸酯等，具有抗肿瘤、抑制癌细胞生长的作用，可以防治肿瘤。

【民间验方】

薜荔果，味微甘、涩，性平，具有舒筋活络、软坚散结、通乳、固精的功效。

薜荔带叶不育枝（浙络石藤），味苦，性微寒，具有祛风通络、凉血消肿的功效。

1. 治疗乳汁不通：薜荔果 3 ~ 5 个，猪瘦肉 50 克，水煎服汤食肉。

2. 治疗喉痹、痈肿：单用薜荔枝水煎，慢慢含咽，可治疗咽喉肿痛；薜荔与皂角刺、瓜蒌、乳香等药同用，可治疗痈肿。

3. 治疗慢性肾炎水肿：薜荔根 120 克，水煎 1 小时去渣，加红米 150 克，煮饭淡食，或稍加红糖，连食 7 日，忌食蒜、葱、盐等刺激性食物。

【温馨提示】

凉腐虽是盛夏时的解暑佳品，但性偏寒，脾胃虚寒者要慎用。

（叶伟波）

第六节　百合
百合迎秋

　　随着三伏天的结束，虽然天气依旧燥热，但秋的脚步已悄悄临近。虽然秋天天高云淡、金风送爽，但气候干燥，人体容易出现皮肤干涩、唇干口渴，甚至咽干鼻燥、干咳不止等症状。中医认为，春夏养阳，秋冬养阴，此时适当吃点滋阴润燥的药膳，保持人体阴阳平衡，能为安然过冬打下坚实的基础。下面就带大家认识一味非常适合秋季养生的药物——百合（图3-6-1）。

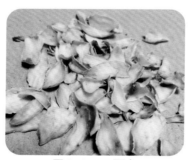

图 3-6-1　**百合**

【民间应用】

　　说起百合，大家首先想到的是花店里那些婀娜多姿的百合花，还是餐桌上养眼的西芹炒百合、养生粥里的百合鳞叶？其实百合全身都是宝，百合花象征着美好和祝福，是最常用的鲜花之一，并且花也可作药用。百合根部的鳞叶含有丰富的淀粉，可作为蔬菜食用，而中医认为百合鳞叶性微寒、平，具有润肺止咳、清心火、宁心安神的功效。畲医认为除这些大家熟悉的功效外，百合的花还可用于治疗痈疽、疮疖等疾病。因此，百合是一种药食同源的植物，且种子也可入药，药用历史非常悠久。

【植物形态】

野生百合主要生长在丘陵、山坡、草丛中，分布广泛。百合花形美丽，在浙南地区有4种，分别是野百合、卷丹、药百合和条叶百合，下面就带大家先认识一下丽水地区野生的百合品种吧。

野百合为多年生草本，叶互生，花单生或数朵排列，成顶生近伞房状花序，乳白色，喇叭形，稍向下垂；花被片倒卵披针形，背面稍带紫色，无斑点，上部张开或先端外弯但不反卷，蜜腺两侧有小乳头状突起（图3-6-2）。我们时常能在野外路边、溪沟边见到它的"身影"，除西北外，在全国的大部分地区均有分布。

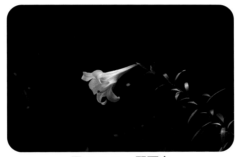

图 3-6-2　**野百合**

卷丹便是丽水人俗称的红花百合，是《中国药典》收载的百合来源之一，因其向外翻卷的橙红色花瓣而得名卷丹。卷丹的花瓣除了反卷外，其上还分布有紫黑色的斑点，叶散生，上部叶腋有珠芽（图3-6-3）。

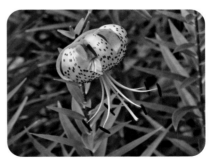

图 3-6-3　**卷丹**

药百合又叫鹿子百合，叶散生，花1～5朵，排列成总状花序或近伞形花序；花下垂，花瓣白色反卷，边缘波状，花瓣中心至二分之一处有紫红色斑块或斑点，蜜腺两边有红色流苏状凸起和乳头状凸起（图3-6-4）。

条叶百合叶散生，条形（图3-6-5）；花单生或少有数朵排成总状花序，花下垂，花被片中部以上反卷，红色或淡红色，几乎无斑点（图3-6-6）。

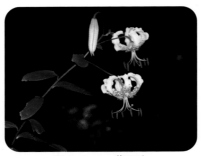

图 3-6-4　药百合

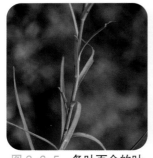

图 3-6-5　条叶百合的叶

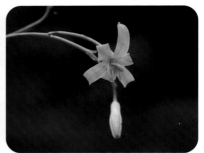

图 3-6-6　条叶百合的花

【现代应用】

百合花虽然美丽，但是临床应用的主要是它的鳞叶（图3-6-7，图3-6-8）。随着野生资源的减少，目前人工种植技术已经非常成熟，在丽水市景宁畲族自治县和青田县舒桥乡均有较大的种植基地哦。

由于百合是药食同源的中药，不仅药房里有售，各大保健品店、超市也有售，如何挑选优质的百合也是大家关心的问题。除了个大

质匀，大家现在越来越关心硫磺熏蒸的问题，下面为大家介绍如何
买到健康安全的百合（图 3-6-9）。

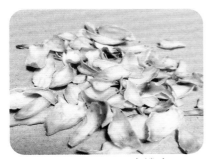

图 3-6-7　**干百合鳞叶**

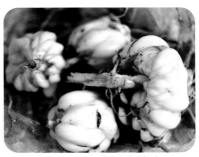

图 3-6-8　**鲜百合鳞叶**

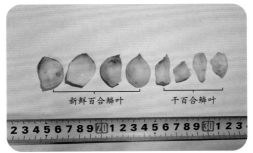

图 3-6-9　**百合鳞叶对比图**

　　要注意的是由于干燥方式的不同，药材的颜色也会有差异，如
普通晒干的会比烘干的颜色要深。另外，硫磺熏过的百合颜色偏白，
整体颜色比较均一，如果硫磺熏的量比较大，口尝会有酸味，大家
在日常购买的时候还是要多加注意。

　　百合虽然一身是宝，但是每个部位的药用价值略有不同。百合
鳞叶味甘，性寒，具有养阴润肺、清心安神的功效；花味甘，微苦，
性微寒，具有清热润肺、宁心安神等功效；种子味甘，微苦，性凉，
具有清热止血的功效。药用以鳞叶为主，主要治疗阴虚久咳、痰中
带血、虚烦惊悸、失眠多梦、精神恍惚等症。现代药理研究表明，
百合有镇咳祛痰、镇静、抗疲劳、止血等作用。

【民间验方】

◆ 百合鳞叶

1. 治疗肺虚久咳、痰中带血：百合 30 克，雪梨 1 个（去心切块），款冬花 10 克（布包），冰糖 10 克，隔水炖 1 小时，去款冬花（布包），分 2 日温服食。

2. 治疗心悸失眠、体质虚弱：百合 30 克，莲子肉 30 克，瘦猪肉 100 克，入锅加水煲熟，加盐，高汤适量调味，经常食用。

◆ 百合花

民间畲医用药一般善用鲜药，喜欢就地取材，野百合用的相对较多，并以花入药。

1. 治疗痈疽：百合花头 20 克，食盐 10 克，共捣烂（加适量水），调成糊状，敷患处。

2. 治疗疮疖：百合花头适量，碾成细粉，加适量水调成糊状，敷患处。

3. 治疗干咳：百合花头 15 克，冰糖 60 克，水煎服。

【温馨提示】

由于百合性偏寒，风寒咳嗽、脾胃虚寒、便溏者禁服。另外，从资源保护和可持续利用的角度考虑，同样的疾病，能用花就尽量不用鳞叶。

（叶娇燕）

第七节 千里光
识得畲药千里光，保得一世不生疮

"秋风入窗里，罗帐起飘扬，仰头看明月，寄情千里光。"随着秋风起，天气逐渐转凉，但"秋老虎"不容小觑。在夏秋交替时节，气温不恒定，忽冷忽热，一天中气温变化较大，早晚是凉风袭人，中午却又是太阳灼人，冷热不均，很容易引起上呼吸道感染及过敏性皮肤等问题。下面就为大家介绍一味即可内服又可外用的畲药——千里光（图3-7-1）。

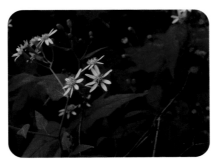

图 3-7-1　千里光

【民间应用】

千里光是传统畲药，畲药名木灵头、九里明，畲族民间认为其有消炎、解毒、祛湿等功效，也被用于治疗多种眼疾，其明目效果极佳，号称使人能够看到"千里之远"的地方，故取名为"千里光"。将千里光煎煮后产生的热气熏洗眼睛或者捣汁滴眼，可用来治疗风火赤眼。

千里光味苦，性寒，有小毒，有清热解毒、明目退翳、杀虫止痒、凉血生肌、祛风除湿等功效。如有慢性过敏性皮炎，把晒干的千里光用水浸泡半小时，再加盐煎汤，将煎好的药汤用来擦洗身体。

民间流传有"识得千里光，一世不生疮"的说法，可见其治疗疮痈的独特疗效。

除此之外，千里光因有清热解毒的功效，还可用于治疗上呼吸道感染、急性扁桃体炎、急性肠炎、菌痢、阑尾炎、阴道滴虫病等症。

【植物形态】

千里光属广布种，在野外都可以看到它的"身影"，为多年生攀援草本，根状茎常木质化，茎细长，曲折，上部多分枝（图 3-7-2）。

千里光的叶互生，有短柄，叶片形状在不同的生长阶段变化较大，有时为披针形；有时为卵状披针形，先端渐尖，基部戟形或楔形，边缘下部具不规则缺刻状粗齿（图 3-7-3）；有时呈微波状或近全缘。

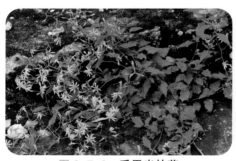
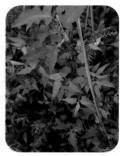

图 3-7-2　**千里光的茎**　　　图 3-7-3　**千里光的叶**

千里光的头状花序呈辐射状，生于枝顶，排列成伞房状；小花黄色，舌状花单层，8 ~ 9 枚，雌性，管状花多层，两性，瘦果条形，冠毛白色，毛状（图 3-7-4），一年开花 2 次，分别在 8 ~ 9 月和 2 月初。

【民间验方】

1. 治疗浮肿：千里光 50 克，水煎服。
2. 治疗压疮：千里光 200 ~ 250 克，水煎煮沸，温热时取药液淋洗疮面，每日 2 次，并用消毒纱布覆盖疮面。

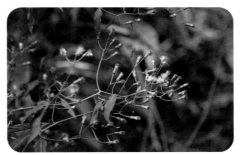

图 3-7-4　千里光的瘦果

3. 治疗骨髓炎：鲜千里光适量，捣烂外敷每日 1 次，连续使用 2 个月。

4. 治疗疔肿：千里光配金银花、紫花地丁，水煎内服，另用鲜千里光茎叶捣烂外敷，或捣汁和猪胆熬膏，或千里光全草，水煎浓汁涂敷。

5. 治疗皮炎、脓疱疮、皮肤湿疹瘙痒：千里光配野菊花、徐长卿、苦参等煎汤洗患处。

6. 治疗眼结膜炎、沙眼急性期、角膜炎、睑缘炎：千里光 100 克，水煎，取汁，洗眼。

7. 治疗慢性胆囊炎急性期发作、肺脓肿、肺炎：千里光、蒲公英各 30 克，白花蛇舌草、叶下珠各 15 克，水煎服。

8. 治疗阴道滴虫病：先用温水冲洗阴道，放入 1 个浸渍 30% 千里光煎液的带线纱球，12 ～ 24 小时后取出，每日 1 次，5 次为 1 个疗程。

【温馨提示】

1. 千里光中所含的生物碱，有一定的肝毒性损害作用，所以不可长期服用及大剂量服用。

2. 千里光性味苦寒，脾胃虚弱者应慎用。

（李丕回）

第八节　魔芋
畲药中的减肥能手

白露节气的到来，送来了温柔的秋风，天空飞过的鸿雁，带来了秋天的讯息，天气渐渐转凉，"吃货们"胃口大开，很多人又开始贴秋膘，那么有没有一种食品既能让人吃饱又能减肥，还营养丰富呢？下面就带大家了解一下这味药食同源的畲药——魔芋。

【民间应用】

据说魔芋是从中国传到日本的，并深受日本人的喜爱，几乎每户每餐必食，食用酸性食物过多的人，搭配魔芋，可以达到食品酸碱平衡，魔芋中所含的甘露聚糖会吸水膨胀至原体积的几十倍，因而食魔芋后有饱腹感，是理想的减肥食品原料。此外，魔芋还具有降血糖、降血脂、养颜、通脉、减肥、通便、开胃等功效，可谓是"天赐良药"，在丽水市景宁畲族自治县和遂昌县等地区，许多家庭将魔芋加工成"魔芋豆腐"（图 3-8-1），不论是凉拌或者炒菜都别具风味，深受当地人喜爱。另外，魔芋也可以药用，是一味非常有特色的畲药蛇六谷。

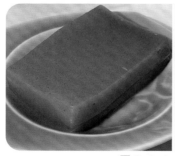
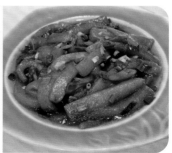

图 3-8-1　**魔芋豆腐**

魔芋是天南星科魔芋属植物，像许多人拥有小名一样，魔芋也有许多别名，如蛇六谷、蛇头棒、星芋。早在《本草图经》《本草纲目》等古书中就有关于它的记载。魔芋味辛，性温，有毒，具有化瘀散积、行瘀消肿的功效。魔芋一般生长在沟边、山坡草丛与林下阴湿处，丽水各地区均有分布（图3-8-2）。魔芋全株有毒，以块茎为最，不可以生吃。虽然在网络平台上也可以买到食用魔芋粉，但那都是已经被高温处理过，可以直接食用。如果药用，可秋冬采挖魔芋的块茎，鲜用或将块茎去除须根及外皮，切成厚片，晒干或文火烘干，但要注意内服需水煎2小时以上，用量5～10克。

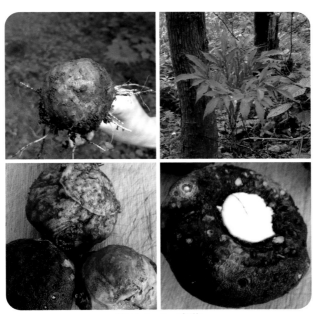

图 3-8-2　魔芋

【植物形态】

魔芋的块茎呈扁球形，个大，叶柄粗壮，绿色，具白色斑块；花序柄光滑，绿色，具白色斑块，花序直接由块茎生出，在花序柄上舒展着一片类似于花瓣的苞片，称为"佛焰苞"（图3-8-3），管部席卷，外面绿色，具白色斑块，内面暗青紫色，佛焰苞中央矗立着空心的肉穗花序，花序生长迅速，整个花序会散发类似腐肉的味道，魔芋的浆果呈红色，成熟时变成蓝色（图 3-8-3）；花期 5 ~ 6 月，果期 7 ~ 8 月。

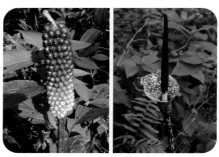

图 3-8-3　魔芋的花序

【民间验方】

　　魔芋是畲药蛇六谷（图 3-8-4）的来源之一，《浙江省中药炮制规范》收载的"蛇六谷"另一个植物来源是华东魔芋，两者在浙南地区都有分布，但以华东魔芋多见，畲族民间统称"魔芋"，在应用时一般也不细分。

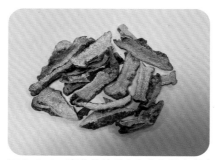

图 3-8-4　魔芋的块茎（畲药名蛇六谷）

　　魔芋被广泛用于治疗咳嗽、积滞、疟疾、闭经、跌打损伤、痈肿、疔疮、丹毒、烫伤等，现整理了几个魔芋的民间验方。

1. 治疗跌打损伤、肿痛：魔芋鲜块茎、葱白、韭菜各适量，酌加黄酒，同捣烂外敷患处。

2. 治疗毒蛇咬伤：魔芋鲜块茎加食盐少许，捣烂敷伤处；或魔芋鲜块茎，青木香、半边莲各等量，共捣烂，外敷伤口周围及肿处。

3. 治疗疔痈、无名肿毒：魔芋鲜茎叶或块茎捣烂，外敷患处。

4. 治疗指头炎：魔芋块茎磨醋，外搽患处。

5. 治疗丹毒：鲜魔芋块茎捣烂拌入豆腐适量，敷患处。

6. 治疗脚癣：鲜魔芋块茎搽患处。

【现代应用】

据临床报道，蛇六谷有较好的抗癌作用，是华东地区常用的特色抗癌中药，目前在肺癌、胰腺癌、乳腺癌、胃癌、恶性淋巴瘤等恶性肿瘤方面应用较多。

【温馨提示】

了解了魔芋的药用价值和食用价值，大家是不是对魔芋有了更深的了解呢？最后小编还有几点要提醒大家。生魔芋有毒，食用时需高温去毒，药用内服需久煎 2 小时，若不慎误服导致中毒（咽喉和舌有灼热、痒痛感、肿大），可用醋加姜汁少许，内服或含漱，进行解救。

魔芋性寒，消化不良或有伤寒症状的人群应少食或禁食。另外，许多人吃魔芋制成的食品进行减肥，虽然魔芋制品热量低、饱腹感强，但是长期单一吃魔芋，可能会造成营养不良、维生素缺乏等问题。所以，魔芋制品适用于减肥初期减少食量和改变饮食结构，可不要作为主食长期食用哦！

（邱圆媛）

第九节 苦槠
畲药里的天然爽身粉

秋风已过，寒露未至，田野里到处是金灿灿的色调。秋天是一个收获的季节，也是采集各种天然药材的好时节。现在科学育儿，给婴幼儿使用尿不湿，小宝贝会出现各种红屁股，还有婴幼儿因新陈代谢快、汗液分泌多、腋下脖子处褶皱多，容易发红，这些皮肤问题常常困扰着各位宝妈，虽然现在市面上有很多护肤产品，但一些宝妈们还是会担心这些产品的成分对宝宝是否安全，不敢轻易涂抹。下面为大家推荐一种畲药里的天然爽身粉——苦槠子（图3-9-1）。

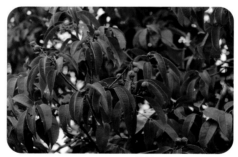

图 3-9-1　苦槠子

【民间应用】

苦槠子是大家熟知的药食两用畲药，它是壳斗科锥属植物苦槠的种仁（与板栗是同种属"兄弟"）。畲族民间采苦槠种仁后晒干，碾成最细粉，便是优良的天然爽身粉啦。时至今日，浙南地区的人们还是经常使用，也可以在草药摊上买到，且效果显著。

苦槠子，味甘，性微寒，具有补脾益胃、清热润燥、利小便、解热毒、通气解暑、去滞化瘀等功效，对痢疾和止泻有独到的疗效。因苦槠子有较好的祛湿敛疮的功效，畲族民间在皮肤病方面也有较多的应用。另外，苦槠皮和叶还能止血敛疮，可以治疗产妇的血崩和臁疮。

【民间食用】

苦槠树不仅有药用价值，还可以食用，"吃货们"的脑海里想必马上出现了美味的苦槠粉条和苦槠豆腐啦，现在就为大家介绍苦槠豆腐的制作过程。

苦槠豆腐是江西、安徽、浙江、福建等地传统的名吃，由苦槠的种仁（民间称苦槠子）加工而成。苦槠子的外形虽然与板栗相似，但比板栗要小。深秋时节，苦槠子成熟，从树上脱落，当地的人们便开始搜罗这些果实，先经过太阳暴晒，壳裂后取出种仁，浸泡5～6天、磨浆（当地人称苦豆浆）、过滤、加热、冷固成块、切割、在清水中浸泡轻漂几次，最后苦槠豆腐就大功告成了。

苦槠豆腐散发着天然的香气，是一道纯野生、原生态的绿色食品。苦槠豆腐烹饪方法很多，可炒、煮、炖、涮火锅。例如，将豆腐切成小块，倒进热油锅里，起锅时放点食盐、辣椒，再淋点酱油，撒点味精和葱花，一盘佳肴就做好了；或是做一盘苦槠豆腐干，先将苦槠豆腐干浸泡备用，加肉片、蒜和干辣椒同炒，很是美味（图3-9-2）；或是苦槠豆腐加入雪菜同炖至豆腐透明，撒上葱花即可，鲜美可口。

苦槠豆腐是一道老少皆宜的食物，含有丰富的营养成分，还可以降低胆固醇、延缓脑功能衰退、清凉泻火、减肥等（图3-9-3）。

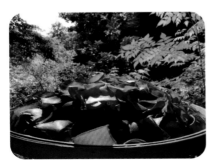
图3-9-2 苦槠豆腐干

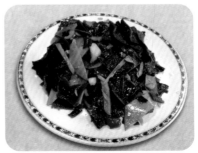
图3-9-3 炒苦槠豆腐干

【植物形态】

说了这么多苦槠豆腐，大家一定很想自己去采一回苦槠子吧，那就给大家介绍一下苦槠原植物吧。苦槠畲药名苦珠、苦栗、苦锥，是壳斗科锥属乔木，它的当年生枝呈红褐色，叶片革质，长椭圆形、卵状椭圆形，通常一侧略短且偏斜，叶缘在中部以上有锯齿状锐齿，成长叶叶背淡银灰色（图 3-9-4），花序轴无毛，雄穗状花序通常单穗腋生（图 3-9-5），坚果近圆球形，顶部短尖，果脐位于坚果的底部（图 3-9-6），4 ~ 5 月开花，10 ~ 11 月开始结果成熟。苦槠喜阳光充足，也耐干旱可以在瘠薄的土壤中生存，多生于密林中，常与杉、樟混生，村边、路旁也有栽培。所以在很多农村苦槠还扮演着"神秘角色"，被称为"风水树"，不能轻易砍伐哦。

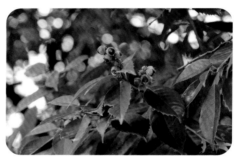

图 3-9-4　苦槠的叶

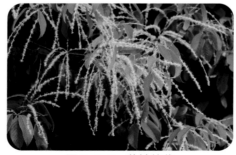

图 3-9-5　苦槠的花

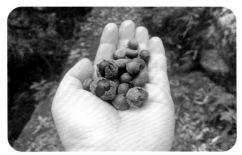

图 3-9-6　**苦槠的果实（苦槠子）**

苦槠可以说浑身是宝，它为常绿乔木，树冠浓密，呈圆球形，观赏价值很高，可用于园林绿化。它的枝叶对二氧化硫等有毒气体抗性很强，而且鲜叶可耐 425 ℃的着火温度，是非常好的防火树种。而苦槠木材结构致密，纹理直，富有弹性，耐湿抗腐，是建筑、桥梁、家具、农具及机械等的上等用材。同时，苦槠的枝丫为优良的食用菌培养材料。最重要的是，苦槠还有一定的药用价值。

【现代研究】

经研究表明，苦槠含有黄酮、淀粉、果胶及多种微量元素等，苦槠果实总黄酮对羟基、超氧阴离子自由基、DPPH 自由基均有明显的清除作用；苦槠总黄酮对大肠杆菌、枯草芽孢杆菌、变形杆菌、金黄色葡萄球菌均有一定的抑制作用，而对黑曲霉、青霉几乎没有抑制效果；苦槠淀粉糊均属于剪切稀化体系，吸湿性较强，透明度较差，在水中的颗粒平均直径较小，易于添加开发薄膜制品。

【民间验方】

1. 治疗哮喘：苦槠豆腐加生萝卜汁、饴糖。
2. 治疗膀胱有热、小便短赤不利：可略加调味品并饮汁（豆腐做成后，锅中凝块以外的水）。
3. 治疗腹泻：苦槠羹 1 碗，温服。
4. 治疗酒膈：苦槠子煮熟，细嚼频食。

5. 治疗产妇出血：苦槠皮和叶煮水服用。

6. 治疗臁疮：苦槠嫩叶捣烂敷患处，每日 3 次。

【温馨提示】

1. 除苦槠子能做豆腐外，同科植物短柄袍栎、青冈栎、石栎等都能做成豆腐，但口感上略微不同。

2. 纯天然食品虽好但食用也要适量，苦槠豆腐对肠燥便秘者禁用。

（金雪艳）

第十节 八月札
畲药里的"土香蕉"

金秋十月，稻谷飘香，美丽的秋天是个收获的季节。小时候在乡下，在这个时候总会上山寻找各种美味的野果，如八月札（图3-10-1）、猕猴桃、白毛桃等。"八月瓜，九月炸，十月摘来哄娃娃"，也许，大部分熟悉这个童谣的人已经为人父母了，但是童年那些美好的记忆和不变的味道依然深深地印在脑子里，令人怀念与向往。

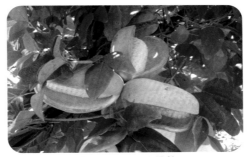

图 3-10-1　八月札

【民间应用】

八月札，又名八月炸，主要来源为木通科植物三叶木通的果实，因农历八月果熟开裂而得名，果形似香蕉，果肉乳白多汁、香滑可口、清润芬芳，有"土香蕉"之称。相传在衣领上缀上2个八月札的种子能预知蛊毒，所以，八月札也叫预知子（图3-10-2）。

预知子、味苦、性寒，具有疏肝理气、活血止痛、利尿、杀虫等功效，用量5～30克，水煎服，大剂量可用30～60克，或泡酒服用，可用于治疗脘腹胀痛、经闭痛经、小便不利、蛇虫咬伤。临床与薏苡仁同用，对输尿管结石有较好的疗效。

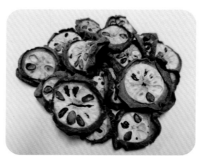

图 3-10-2　八月札的果实（预知子）

八月札全身都是宝哦，除可以食用外，它的果实（图 3-10-3）、根及藤茎都具有一定的药用价值。中医取其干燥近成熟果实入药，名预知子。在岭南民间，预知子和铁树叶组成的药对，可用于治疗肝癌，并有较好的疗效。另外，八月札的干燥藤茎入药就是中药木通，具有利尿通淋、清心除烦、通经下乳的功效，如果乳汁不通，可以取木通、羊乳、当归、猪蹄一起同煮服用哦。在畲医药中，八月札也应用广泛，但用的却是它的根，畲药名三叶耕绳、三叶拿、三叶挪，主要用于毒蛇咬伤。

八月札还有 2 个"同胞兄弟"：木通科植物木通和白木通，2015 年版《中国药典》收载的中药木通的来源为木通科植物木通、三叶木通或白木通的干燥藤茎，《浙江省中药材标准》收载的预知子（别名八月札）来源也是这三者的干燥近成熟果实。

这三者外形很相近，主要区别在于：木通的小叶常为 5 片，三叶木通和白木通小叶常为 3 片；三叶木通小叶边缘浅波状，而白木通小叶全缘。三者在植物学上属"同胞兄弟"，果均可食用和药用；茎、根用途均同三叶木通，但浙南地区野外三叶木通多见，目前也有零星人工种植，资源相对较多，所以下面重点介绍三叶木通。

【植物形态】

三叶木通为多年生落叶木质藤本，掌状复叶，小叶 3，卵形或宽卵形，中央小叶通常较大，先端钝圆或有凹缺，有小尖头，基部圆形，边缘呈明显的浅波状（图3-10-4）。

三叶木通的花为总状花序，萼片淡紫色，雌雄同株，但不同朵（图3-10-5）。

三叶木通的果实（八月札）为椭圆形，近成熟时呈淡紫色，表面具有多数细小的龟裂纹及不规则的深皱纹（图3-10-6）。

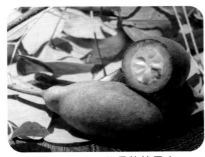

图3-10-3　八月札的果实

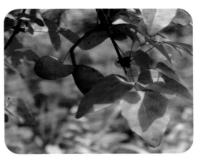

图3-10-4　三叶木通的叶

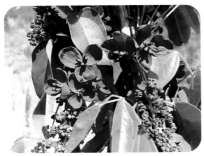

图3-10-5　三叶木通的花

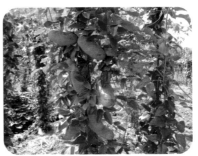

图3-10-6　三叶木通的果实

【现代研究】

八月札的成熟果实富含糖、维生素C和12种氨基酸，果肉对肝脏有一定的保健作用。八月札的成熟果肉除可食用外，还可以用来泡酒，酒味香醇甘甜，具有活血的功效，尤其适用于经期不适的女性，对女性更年期导致的失眠、焦虑症状也有一定的缓解作用。它的种子还可榨油食用，果实还可以制作果浆和饮料等，果皮可加工成果脯、果茶、果醋、果酒，其提取物可用于化妆品。

【民间验方】

🍃八月札的果实（预知子）的民间应用。

1. 治疗胃肠胀痛：八月札预知子 15 克、青皮 9 克、南五味子 12 克，水煎服。

2. 治疗肝区胀痛、黄疸：八月札预知子 12 克、阔叶十大功劳 15 克、香附 12 克、藤葡蟠根 15 克、制元胡索 10 克、黄毛耳草 15 克、半枝莲 15 克，水煎服。

3. 治疗经闭、痛经：八月札预知子 10 克、益母草 15 克、蔓茎鼠尾草 15 克、地菍 20 克、茜草根 15 克，水煎服。

🍃八月札藤茎（木通）的民间应用。

1. 治疗骨髓炎：鲜木通适量，捣烂敷患处。

2. 治疗心火上炎、口舌生疮：木通 6 克、天目地黄 30 克、淡竹叶 6 克、甘草 3 克，水煎服。

3. 治疗气血郁滞、乳汁不通：木通 6 克、羊乳 15 克、当归 10 克、猪蹄 1 只，同煮服用。

【温馨提示】

八月札具有疏肝和胃、活血止痛、软坚散结的功效，所以孕妇慎服。另外，八月札的药性寒凉，所以，脾胃虚寒、大便稀溏的人要少吃。

（周贤燕）

第十一节 拐枣
童年的味道

　　霜降过后已是深秋，这个时节你是否常忆起童年时只要用力摇一下金钩梨树，它的果就会像雨一样落下来的情景？经过霜打的金钩梨味如枣，甜似蜜，香醇，甘美，吃过之后记忆深刻。

　　金钩梨的植物学名枳椇（图 3-11-1），果俗称"拐枣"，畲药名解酒梨、鸡爪梨。《诗经·小雅》中就有："南山有枸"的诗句，这里的"枸"说的就是拐枣。由此可见，拐枣具有十分悠久的历史。可能很多人吃过拐枣，但还没仔细观察过它长什么样，下面就带大家来认识一下。

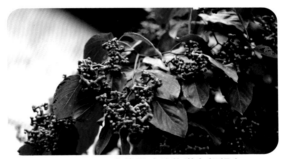

图 3-11-1　金钩梨（植物学名枳椇）

【植物形态】

　　拐枣的原植物枳椇为落叶乔木，叶片椭圆状、卵形、宽卵形或心状卵形，顶端渐尖，基部圆形或心形，常不对称，边缘有细锯齿，表面无毛，背面沿叶脉或脉间有柔毛，二歧式聚伞花序顶生和腋生，花小、黄绿色，花瓣扁圆形（图 3-11-2）；花柱常裂至中部或深裂；果序梗肉质，扭曲，为红褐色；果实近球形，无毛，呈灰褐色。

从植物的形态可以看出，我们吃的拐枣其实并不是枳椇的果实，而是它肥厚的果序梗（图3-11-3），它真正的果实呈近球形，坚硬干燥，是不能吃的哦，它里面的种子为暗褐色或黑紫色，有光泽，中药名枳椇子（图3-11-4），是一味常用的解酒药，人送外号"千杯不醉"，虽有夸张的成分，但捣碎后泡茶可以解酒倒是真的哦。

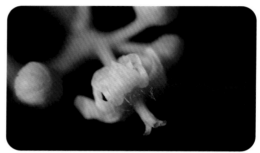

图 3-11-2　枳椇的花

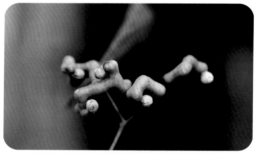

图 3-11-3　枳椇的果序梗（拐枣）

【民间应用】

1. 醒酒安神：对于常喝酒的人来说，家中可以备一点拐枣或枳椇子，能帮助肝脏分解酒精，有非常好的醒酒安神的功效。

2. 通利二便：因为拐枣中含有大量的水分、无机盐、脂类物质及葡萄糖，可以促进尿液排泄，增强肠胃功能，所以能够加速排便，平时有便秘困扰的人可以多吃一点拐枣。

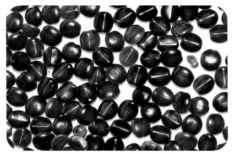

图 3-11-4　**枳椇子**

3. 祛风止痉：拐枣之所以能够祛风止痉，是因为拐枣中不仅含有丰富的钙，还含有丰富的枳椇子皂甙，有抑制中枢神经的作用，能够在源头上抗惊厥。

4. 止渴除烦：拐枣含有大量的葡萄糖和蔗糖，还有果酸、维生素等，能够起到非常好的生津止渴的作用，还能够清热除烦，是糖尿病患者很适合吃的药食两用畲药。

5. 降血压：拐枣具有较好的抗脂质和抗氧化作用，中老年人吃一点拐枣，可以预防三高（高血脂、高血压及高血糖）。

【民间验方】

1. 治疗酒痨吐血：鲜拐枣 120 克，猪心、肺各 1 具，红蔗糖 30 克。拐枣洗净，猪心、肺洗净并切成小块；将拐枣、猪心肺、红蔗糖共同放入瓦罐中，加清水 1000 毫升，文火慢炖 60 分钟后，调入少许精盐、味精即可食用。

2. 治疗小儿疳积：干拐枣 2 枚，黄鸡肝 1 具，先将拐枣杵成细末备用；将鸡肝洗净，用刀切十字刀花，盛于盘中，撒上拐枣末，适量精盐，入笼中蒸 20 分钟，取出食用。

3. 治疗风湿性关节炎：干拐枣 250 克，低度烧酒 500 毫升，先将拐枣洗净晒干，用刀切开，浸入烧酒中，密封，1 周后启封饮用，每日 2 次，每次 20 毫升。

4. 治疗肝风内动：鲜拐枣 4 枚，四匹瓦、蛇莓各 10 克，以上三味洗净后共入瓦罐中，加水适量，先以旺火烧沸，改用小火炖 20 分钟，滤出汤汁顿服。

5. 解酒毒：枳椇子 12 克，水煎服；或加葛花 9 克，水煎服。

【药用部位】

拐枣全身都是宝，每个部位的功效也各不相同。

🌢 种子（枳椇子）：具有解酒毒、止渴除烦、止呕、利大小便的功效，10 ~ 15 克，内服煎汤。

🌢 叶：具有清热解毒、除烦止渴的功效，9 ~ 15 克，内服煎汤。

🌢 树皮：具有活血、舒经、消食、疗痔的功效，9 ~ 15 克，内服煎汤外用适量，水煎后外洗。

🌢 木汁：具有辟秽除臭的功效，外用适量，涂患处。

🌢 根：具有祛风活络、止血、解酒的功效，9 ~ 15 克，内服煎汤。

【温馨提示】

拐枣性寒，脾胃虚寒者禁服。

（王春春）

第十二节 鬼针草
畲药界的天然降压药

花未放，针难发，瘦果熟时心才花，
若是无意随它愿，今生粘你到天涯。

俗话说，一场秋雨一场寒，秋雨落下，随着氤氲水气的弥漫，天气转凉、早晚温差大，忽冷忽热，我们的身体也变得脆弱起来，稍不留神就会引起感冒咳嗽、咽喉肿痛、腹痛腹泻等疾病。心血管病患者自秋季起也开始增加了，特别是在降温幅度大的日子里，有高血压和高脂血症等冠心病危险因素者尤其要多加注意。下面给大家介绍的这味畲药就是止泻、降压良药——鬼针草（图3-12-1）。

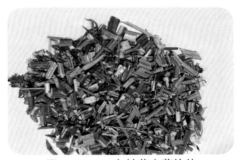

图 3-12-1　**鬼针草中药饮片**

说到鬼针草，或许大家都不熟悉，就是儿时从野外疯玩回到家发现毛衣上粘了很多烦人的、怎么弄也弄不干净的黑色小针，老母亲见了少不得一顿怒喝。是的，它就是鬼针草，有着如恶魔般名字的神奇入侵物种。说到这里，相信大家对鬼针草一定不陌生了，当你在田间辛勤劳作时、当你漫步于林间小道时、当你穿越在茫茫林海时，都可以见到它们的"身影"，而且在不知不觉中把它的种子带到四面八方。鬼针草的果实奇特，顶端有冠毛状的短毛，能粘在人的衣裤、动物的皮毛上，随着人类和动物的活动到处传播。因此，鬼针草在全国广泛分布，只要有空隙之地，就可以见到它们葱郁成长的"身影"（图3-12-2）。

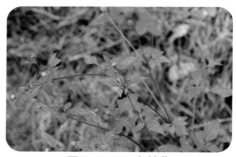

图 3-12-2　　鬼针草

【民间应用】

鬼针草是民间一味常用畲药，畲药名一包针、介狗针，通常全草入药，无毒但味道略苦，有清热解毒、散瘀消肿的功效，畲族民间常用于治疗急性阑尾炎、急性黄疸型肝炎、胃肠炎等，同时对有毒蛇虫的咬伤有良好的效果，民间也有人用于肝火上炎型高血压的辅助治疗。

鬼针草也可以作为一种食品原料，比较嫩的鬼针草可以加上佐料凉拌，很是清凉爽口。如果是稍微成熟些的鬼针草可以用来炒鸡蛋，口味也不错哦。

【植物形态】

鬼针草的叶多为一回羽状复叶，头状花序，总苞基部被短柔毛，苞片7～8枚，条状匙形，先端增宽，无舌状花，盘花筒状；瘦果黑色，条形，略扁，具棱，上部具稀疏瘤状突起及刚毛，顶端芒刺3～4枚，具倒刺毛（图3-12-3）。

【相似植物区别】

认识了原植物鬼针草，下面还要跟大家说说药材鬼针草。2015

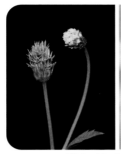
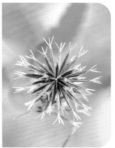

图 3-12-3　鬼针草

年版《浙江省中药炮制规范》记载的鬼针草（药材名）来源则为菊科植物婆婆针、鬼针草或金盏银盘的干燥地上部分，味苦、性平、归肝、大肠经，具有健脾止泻、清热解毒的功效，用于治疗消化不良、腹痛泄泻、咽喉肿痛、痢疾、阑尾炎，是不是功效比较相近啊，在民间有些地区也有三种植物都混用的现象，下面带大家认识一下它们的主要区别。

🍃 婆婆针：叶片二回羽状深裂，边缘具稀疏不规则粗锯齿，头状花序近圆柱形，总苞片1层，狭椭圆形；瘦果狭圆柱形，针芒状冠毛3～4枚，具多数倒生的小刺（图3-12-4）。

🍃 金盏银盘：叶为二回三出复叶，边缘具整齐的锯齿，头状花序；总苞基部有短柔毛，外层苞片8～10枚，草质，条形，花淡黄色，瘦果线形，黑色，具四棱，两端稍狭，被小刚毛，顶端

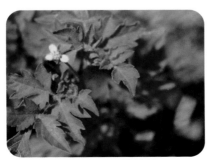

图 3-12-4　婆婆针

芒刺 3～4 枚（图 3-12-5）。

🍃 白花鬼针草：近年来出现较多的白花鬼针草，是外来物种，在野外常与鬼针草混生在一起，两者的区别在于白花鬼针草有显眼的白色舌状花，而鬼针草没有（图 3-12-6）。

🍃 大狼把草：大狼把草和鬼针草属"同门兄弟"，也容易认错，但大家只要记住它的总苞片多数，外层倒披针形，叶状，有睫毛，花黄色，瘦果扁平，边缘有倒刺毛，顶端有芒刺 2 枚，就不容易认错啦（图 3-12-7）。

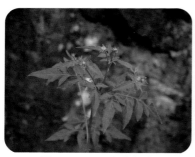

图 3-12-5　金盏银盘

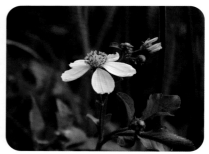

图 3-12-6　白花鬼针草

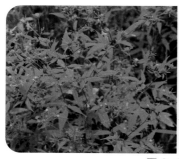
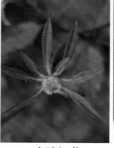
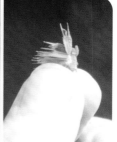

图 3-12-7　大狼把草

【现代研究】

1. 鬼针草含有金丝桃苷、水杨酸、原儿茶酸、生物碱等，现代药理学证实，其具有降压、调节血脂及抗血栓、消炎镇痛等作用。

近年来发现，鬼针草对血压具有良好的双向调节作用，高血压患者服用此药后可使血压降低，血压偏低者用药后可使血压升至正常，可尝试作为辅助降压药。

2. 鬼针草含有丰富的氨基酸、维生素、有机化合物等，可作为药膳的原材料。

【民间验方】

1. 治疗小儿腹泻：鬼针草 12 ~ 24 克，水煎，每日分 3 次服；或浓煎洗脚，每日洗 3 ~ 6 次。

2. 治疗高血压：鬼针草 30 克，加水 1000 毫升，水煎后代茶 1 日内服完，连服 8 ~ 9 天见效或恢复正常，并且可长期保持血压稳定。

3. 治疗小儿疳积：鬼针草 15 克，猪肝 60 ~ 90 克，加水 1 碗，另用鬼针草秆横架在锅内，将猪肝放在上面蒸熟，先吃汤，后吃肝。

4. 治疗阑尾炎：鬼针草 15 ~ 45 克或鲜品 120 ~ 240 克，水煎服，每日 1 剂，浓煎，分 2 次服，或配白花蛇舌草同用疗效更佳。

5. 治疗毒蛇咬伤：鬼针草 90 克，水煎分服，并用鬼针草鲜草、紫花地丁各 50 克，捣汁外涂伤口。

【温馨提示】

1. 鬼针草虽是一味极好的畲药，收集以后晒干保存，可与其他中药搭配在一起煎汤服用，也能单独泡水喝，但鬼针草不适合所有人，而且它在服用时也有一些禁忌存在。

2. 鬼针草禁止过量或长期服用，不然会加重身体负担，容易出现药物中毒，而且会使人肠胃出现明显的不良反应，导致腹痛、腹泻和恶心呕吐等不良症状。

3. 孕妇禁止服用鬼针草，鬼针草对子宫有一定的刺激作用，容易造成胎动不安，严重时还会出现流产。

（叶垚敏）

第十三节　崖花海桐
秋日里的那一抹红

秋天，给人们带来欢喜和愉悦，带来吉祥，带来希望，带来遐想。秋天又是一个收获的季节，丰富多彩、硕果累累。这个时间去野外走走真的会有意想不到的收获。八月札裂开了嘴召唤着你，野山楂、高粱泡和南五味子已经红透了，山葡萄变成紫黑色，蒹芝也跟上脚步变成橙红色，还有林檎、鹰爪枫、野核桃都已熟透，欢迎你的到来。看到这里"吃货们"是不是已经流口水了，那就赶紧来吧。置身于大自然中你就会发现有些植物的果实和种子可以食用，有些植物的果实和种子还可以让人赏心悦目。瞧！那棵树上的果实已经裂开露出红色的种子，光滑、晶莹、鲜亮，看了让人心情愉悦，忘记一切烦恼。这就是要介绍给大家的畲药——崖花海桐（图 3-13-1）。

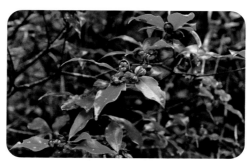

图 3-13-1　崖花海桐

【民间应用】

崖花海桐为海桐花科植物，学名海金子，又名崖花子。也许你没听过这个名字，别急还有，畲药名山桐子、山江子、珍珠皮、山岗子、铁钢子，丽水民间又叫它山虫子。听到这些你肯定会说原来就是它呀！

这不就是小时候调皮出去玩被撞倒、摔倒或者跟小伙伴打架受伤后，父母把它磨成细粉与饭调匀给我们敷的草药嘛。原来有这么好听的名字呀！没错，它就是崖花海桐，是一味治疗跌打损伤的良药哦。

崖花海桐多生长于山沟溪坑边、林下岩石旁及山坡杂木林中。丽水各地山上都有分布，是一味比较常用的畲药，具有活血通络、接骨消肿、解毒止痛的功效。畲族民间有人得带状疱疹（民间俗称全身龙），就取其茎枝加白酒磨成似牛奶样浓稠状的液体，涂抹患处，同时煎汤内服，每次 6 ~ 10 克（注意内服不能过量哦，对胃肠道会有一定的不良反应），3 ~ 5 天就有明显的疗效。它还可治疗毒蛇咬伤，取鲜根或叶捣烂外敷伤处。另外，民间还用于治疗骨折、关节疼痛、脱力黄肿、痈疽疮疖、皮肤湿疹等。喜欢去野外的小伙伴如果遇到突发情况不要忘记就地取材！

【植物形态】

崖花海桐为常绿灌木或小乔木，嫩枝无毛，老枝有皮孔；叶互生，常 3 ~ 8 片簇生于枝顶呈假轮生状，叶片薄革质，倒卵状披针形或倒披针形，先端渐尖，基部楔形，常下延，边缘平展或略皱褶呈微波状（图 3-13-2）；伞形花序顶生，花瓣淡黄色，花梗纤细，常向下弯（图 3-13-3）。

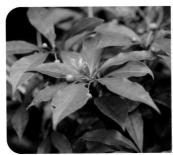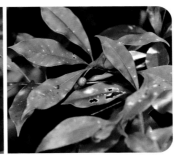

图 3-13-2　崖花海桐的叶

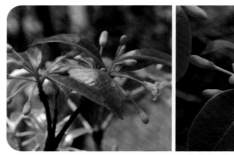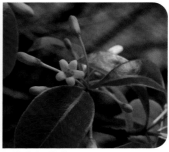

图 3-13-3　崖花海桐的花

崖花海桐的蒴果近圆球形，略呈三角形或有纵沟 3 条，成熟时三瓣裂开，露出红色而有黏质的种子（图 3-13-4）；果柄纤细，下弯；花期 4 ~ 5 月，果期 6 ~ 10 月。

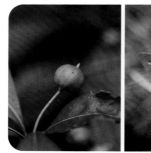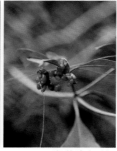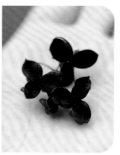

图 3-13-4　崖花海桐的果实

【现代应用】

崖花海桐全身都是宝，根、叶和种子均可入药，性微温，味苦。根或根皮能活络止痛、宁心益肾、解毒，常用于治疗风湿痹痛、骨折、胃痛、失眠、遗精、毒蛇咬伤等；叶能消肿解毒、止血，常用于治疗疮疖肿毒、皮肤湿痒、毒蛇咬伤、外伤出血等；种子能清利咽喉、涩肠固精，常用于治疗咽痛、肠炎、白带、遗精。崖花海桐不但可以药用，还可供观赏，春天淡黄色的花瓣散发出淡淡的香味沁人心脾；秋天果实成熟后露出红色的种子，娇艳欲滴，是一种很好的观赏植物。

种子含油，提出的油脂可以制作肥皂；茎皮纤维可制纸，它对二氧化硫等有毒气体也有较强的抗性。自然界的神奇真令人惊叹！

【民间验方】

1. 治疗跌打损伤：取崖花海桐根适量，研磨成细粉，敷患处，20 分钟后，如有灼热感可去除药粉，每日 1 ~ 2 次。

2. 治疗骨折：手术复位后，取崖花海桐鲜根捣烂，外敷伤处，外加包扎固定，取根 4 两，酒炒后，加鸡 1 只（去头脚），水煮，吃汤和鸡。

3. 治疗蕲蛇咬伤：崖花海桐根 1 两，水煎服；另取崖花海桐鲜根或叶捣烂外敷伤处。

4. 治疗眼镜蛇咬伤：在伤口周围针刺排毒后，先用豆根瘤菌 5 钱，水煎服，渣外敷，后再用崖花海桐鲜根皮加食盐捣烂外敷伤处。

5. 治疗腹蛇咬伤：崖花海桐根皮（约三株的根）捣烂，取汁内服，渣外敷伤处。

6. 治疗指头炎：崖花海桐鲜叶捣烂外敷患处。

7. 治疗脱力黄胖：崖花海桐根 1 两，塞于鸡腹内，加黄酒炖熟，随意服食。

8. 治疗皮肤湿疹：崖花海桐叶和紫金牛果实煎汤服用。

【温馨提示】

1. 崖花海桐的止痛效果虽好，但有一定的不良反应，过量服用会引起胃肠道不适，使用时请咨询专业人士，一定要注意用量！

2. 去野外采摘时要注意"采留结合，保护资源"，能用地上部分的尽量不要挖根，用茎枝时尽量保留主茎，每次取部分侧茎枝，让我们共同保护生态环境，珍惜自然资源。

（蓝　艳）

第十四节 东风菜
户外损伤莫惊慌，东风送菜来帮忙

深秋时节，秋高气爽，高粱涨红了脸、苞米咧开了嘴、金黄的麦浪翻滚着，大地似乎在书写着壮丽的诗篇。浙南的农村一派繁忙景象，人们收割完水稻又要上山摘茶籽，上山下田在野外忙碌的同时，有时磕磕碰碰受点小伤也是在所难免，下面就为大家介绍一味既可以治疗跌打伤痛又能做药膳的畲药——东风菜（图 3-14-1）。

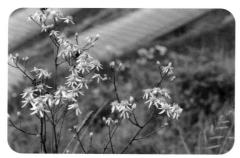

图 3-14-1　东风菜

【民间应用】

东风菜畲药名哈卢第、哈罗丁、海螺，其功效和三七颇为相似，它的地下根茎横长，一端新的根茎抽长出的同时，另一端头上的老根茎经常会自然腐烂掉一节，因此有的畲民形象地称它为"烂屁股三七"（图 3-14-2）。

东风菜有清热解毒、祛风止痛、行血活血等功效。在浙江地区，东风菜的根茎及全草，被广泛用于治疗跌打损伤、毒蛇咬伤、风湿性关节炎、感冒头痛、目赤肿痛、咽喉肿痛、肠炎、腹痛等症。在上山采药时，如果有人不慎扭伤脚，红肿疼痛，可就地采东风菜，把其根茎捣烂外敷，第二天，红肿就会消退，走路基本可以恢复正常。

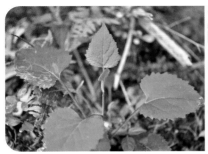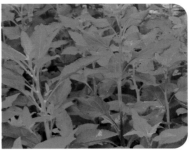

图 3-14-2　东风菜

除可以药用外，春天里东风菜的嫩茎叶也被作为菜肴供大家食用，《本草纲目》记载，东风菜"主治风毒壅热、头痛目眩、肝热眼赤，堪入羹臛食"。根据上述描述可以得出结论，东风菜做药膳食用已经有非常悠久的历史。古人认为它有很好的清头面部和肝经热毒的功效。在景宁畲族自治县部分高山地区，畲民也会采收野生的东风菜嫩茎叶，用开水焯过，放在清水中浸泡去苦味后控干水分，切碎供炒食或做肉末羹，如果能在其中点缀些胡萝卜等其他蔬菜，那就更是养眼啦。

【植物形态】

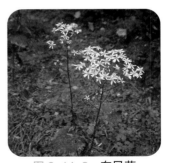

图 3-14-3　东风菜

东风菜为菊科多年生草本植物，浙南一般生长于海拔 800 米以上的山地林缘、山坡、草地、灌木丛中，茎直立，上部斜生分枝，被微毛，基部叶花期时枯萎（图 3-14-3）；叶片心形，先端尖，基部狭长成柄，边缘有具小尖头的齿，网脉明显（图 3-14-4）；头状花序，圆锥伞房状排列（图 3-14-5）。

舌状花（缘花）约 10 个，舌片白色，条状矩圆形；管状花长 5.5 毫米，檐部钟状，有线状披针形裂片，管部急狭（图 3-14-6）；瘦果倒卵圆形或椭圆形。根状茎粗壮横卧，旁生多数须根，根茎一端新的抽长，同时另一端的老根茎经常会自然腐烂一节（图3-14-7）。

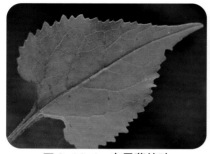

图 3-14-4　**东风菜的叶**

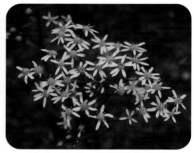

图 3-14-5　**东风菜的花序**

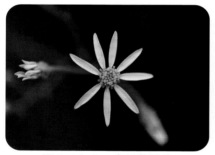

图 3-14-6　**东风菜的花**

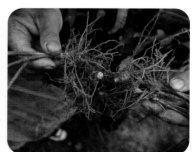

图 3-14-7　**东风菜的根**

【民间验方】

1. 治疗跌打损伤：东风菜鲜根茎60克，水煎，用黄酒冲服；取东风菜根茎烘干研末，每次9克，用黄酒吞服；东风菜根茎（干品）100克，泡入白酒500毫升中，1周后，即可外搽，内服每次20毫升。

2. 治疗外伤止血：东风菜研末敷伤处，不用换药。

3. 治疗内出血：东风菜根茎、万年青根茎各9克；如肺出血可加黄独9克，水煎服。

4. 治疗毒蛇咬伤：东风菜60克，水煎服，另用鲜叶捣烂加白酒洗患处；鲜垂盆草50克，鲜东风菜50克，捣烂外敷；东风菜干品加米泔水捣烂外敷。

5. 治疗扁桃体炎：东风菜 30 克，水煎服；东风菜根茎 1 克研细粉，开水冲服，每日 3 次。

6. 治疗急性肠炎腹痛：东风菜叶、根茎，干品或鲜品均可，干品每次 15 ~ 30 克，鲜品用 3 倍量，煎水内服。

7. 治疗头眩：东风菜 3 克（药量不得超过 3 克，超过则会令人吐泻），研末，开水调匀，调和鸡蛋 2 个，盐少许，隔锅蒸熟食，忌食酸冷，禁忌炒面、茶。

8. 治疗中暑腹痛：东风菜根茎 3 克，研末，温开水吞服。

【温馨提示】

1. 东风菜因味辛、甘，性寒，脾胃虚寒之人应谨慎服用。

2. 东风菜生长于高海拔山区，近年来因人为没有节制的采挖，野生资源有所减少，食用时尽量割取地上嫩叶，药用时能用地上部分的尽量不用根茎，"采留结合，保护资源"，以利于资源的可持续利用。

（黄爱鹏）

第十五节 南酸枣
"疯狂的"五眼果手串

秋到浓时秋淡去，都说时光匆匆，此刻，桂花落了，枫叶红了，冬天悄然而至。转眼又是别秋，秋天虽然已过，但估计很多人家里私藏的让人流口水的南酸枣糕片还没吃完，下面要跟大家介绍火遍整个深秋的南酸枣（图3-15-1）。

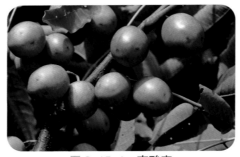

图3-15-1　南酸枣

【科普提醒】

说起南酸枣，不得不提起市面上在卖的一种号称吃了能"补肾壮阳，聪耳明目"的神奇果实——五眼果。然而这种让大叔大妈花高价购买的神奇果实，却并不是果实，而是南酸枣的果核（图3-15-2）。因南酸枣果核上有5个小眼，所以又名五眼果，它可以首尾贯穿打洞，制成饰品佩戴，有着"五福临门"的吉兆寓意（图3-15-3）。

因此，不少不法商家看到了其中的商机，借炒作其果核"包治百病"的神奇功效，让不少老人在别有用心的人的推销攻势下掉入陷阱，花大价钱却买了山上常见的南酸枣核。所以在此提醒大家，家中有老人的要及时科普，以免上当受骗。

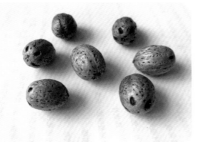
图 3-15-2　南酸枣的果核

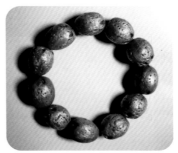
图 3-15-3　南酸枣手串

【民间应用】

　　南酸枣为漆树科南酸枣属的果实（图 3-15-4），它的果实中除含较多糖分外，还含有植物黄酮、膳食纤维、有机酸、微量元素等多种营养成分，维生素的含量更是与其他水果不相上下。在民间它是一味药食两用的畲药，南酸枣的树皮有清热解毒、祛湿杀虫的疗效，而南酸枣的果实（鲜）或果核有镇静安眠、益气健脾的效果，对于失眠症及气血不足者，食用南酸枣果实可改善面色不荣、皮肤干枯、面目浮肿等症状。另外，南酸枣外用治大面积水火烧烫伤。在蒙藏医药里，南酸枣被称为广枣，主要用来治疗心悸、心绞痛等疾病。

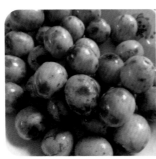
图 3-15-4　南酸枣的果实

【民间食用】

南酸枣的成熟果实除可直接食用外，还可以制成南酸枣糕，一般会在秋末取成熟的南酸枣果，经过水煮（或蒸）至果皮开裂、剥皮、果肉搅拌脱核、加入煮熟的冬瓜或南瓜（加的辅料视个人口味而定）捣烂、加入白糖搅匀、晾晒、切片，就是美味的南酸枣糕啦（图3-15-5）。日常适量吃南酸枣还可以滋润肠胃、防止食滞、美容养颜、滋补身体等。

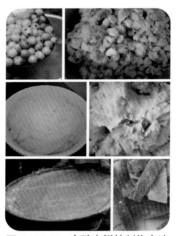

图3-15-5　南酸枣糕的制作方法

【植物形态】

南酸枣为高大落叶乔木，树皮灰褐色，片状剥落，奇数羽状复叶互生，小叶对生，窄长卵形或窄，先端长渐尖，基部宽楔形（图3-15-6）；花单性或杂性异株，雄花和假两性花组成圆锥花序，雌花单生上部叶腋；萼片及花瓣5，雄蕊10，与花瓣等长，花柱离生（图3-15-7）；核果黄色，椭圆状球形，顶端具5个小孔；花期4月，果期8～10月，它生长快，适应性强，为较好的速生造林树种。

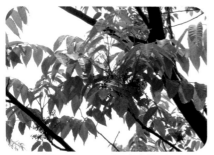

图 3-15-6　南酸枣的叶

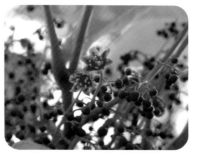

图 3-15-7　南酸枣的花

【民间验方】

1. 治疗慢性支气管炎：南酸枣 250 克，炖肉吃。

2. 治疗疝气：南酸枣种仁适量，磨水内服。

3. 治疗食滞腹痛：南酸枣鲜果 2 ~ 3 枚，嚼食。

4. 治疗烫伤：酸枣树果核适量，烧灰存性，研末，茶油调涂患处。

【温馨提示】

1. 忌与虾皮、葱、鳝鱼、海鲜、动物肝脏、萝卜等同食，对人体不利。

2. 内有实邪、郁火及肾虚滑泄梦遗者慎食，脾胃虚泄者也不宜食用。

（郑圣鹤）

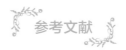

参考文献

[1] 雷后兴，李建良．江西民间草药 [M]．江西：江西人民出版社，2014.

[2] 程科军，李水福．整合畲药学研究 [M]．北京：科学出版社，2019.

[3] 甘慈尧．浙南本草新编 [M]．北京：中国中医药出版社，2016.

[4] 刘光宪．苦槠黄酮、淀粉、果胶的提取及理化性质研究 [D]．南昌：南昌大学，2008.

[5] 刘淑兰．东风菜的药用研究概况 [J]．中医药信息，2007，24（3）：18−20.

[6] 浙江省卫生厅．浙江天目山药用植物志 [M]．浙江：浙江人民出版社，1965.

第四章 /

冬

植木堂前红乌桕，菜莫若星青钱柳，
白毛夏枯感冰霜，贯众栌兰林间秀。

第一节 金钱豹（土党参）
畲药里的网红滋补佳品

俗语有云"冬补三九，夏补三伏"，冬季是一个寒冷的季节。中医认为，冬令进补与平衡阴阳、疏通经络、调和气血有密切关系。我国民间也有冬令进补的习惯。这是因为在寒冷的冬天，人体的生理功能处于抑制、减低状态，冬令进补有利于把精华物质储存在体内，增加机体的抗病能力，来年春天就可以不生病或少生病，故有"今年冬令进补，明年三春打虎"的养生谚语。在寒冷季节，更宜进行食补。所以即使是冬天人们最爱的火锅也成了药膳，常常在里面加入党参、枸杞之类的具有滋补作用的中药。但是大家可否知道，除了常规的党参、枸杞，浙南地区还有一味非常适合滋补的药材，那就是金钱豹（图 4-1-1）！

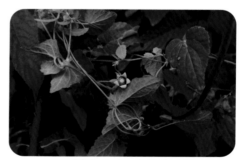

图 4-1-1　金钱豹

【民间应用】

金钱豹又名土党参、奶参、土羊乳，它的根非常像中药党参，是桔梗科金钱豹属植物大花金钱豹与金钱豹的根，产地主要分布在龙泉、庆元、景宁畲族自治县等地，当地常常有人进行种植。每年的 8 ~ 9 月，是它的花期，在山坡林下的草丛中常常能寻觅到它的踪迹。据了解，金钱豹的根——土党参具有健脾益气、补肺止咳、下乳的功效，是在民间被广泛应用的一味药食两用的畲药。在功效上也与党参有诸多相似之处，另有止咳、下乳之功，主治虚劳内伤、气虚乏力、心悸、多汗、脾虚泄泻、白带、乳汁稀少、小儿疳积、遗尿、肺虚咳嗽等症。作为药膳火锅辅料，新鲜金钱豹根的用量一般为 50 ~ 60 克。

【植物形态】

当你看到那细长柔软的藤茎用力托举着铃铛一样的花朵和那近乎小丑一样的花心，俏皮可爱，那无疑就是金钱豹了。

金钱豹的叶片呈卵状心形（图 4-1-2）。根新鲜时硬且脆，易折断，新鲜采摘品在挤压时就会有非常丰富的白色汁液流出，应了"以形补形"的说法，所以金钱豹的根（土党参）有下乳的功效（图 4-1-3）。

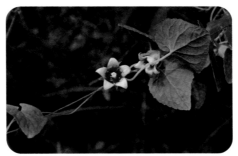

图 4-1-2 金钱豹的花和叶

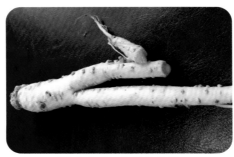

图 4-1-3 金钱豹的根

金钱豹的果实是球形的浆果，成熟时为紫红色（图 4-1-4）。

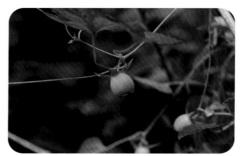

图 4-1-4　金钱豹的果实

【民间验方】

1. 治疗脾胃虚弱、倦怠：土党参 15～60 克，水煎服。

2. 治疗虚劳：土党参 60 克，糯米 300 克，水煎服。

3. 治疗多汗、心悸：土党参 15 克，水煎服。

（叶娇燕）

第二节 白藤梨根
猕猴桃家族的民间抗癌要药

提起猕猴桃，想必大家都知道，酸酸甜甜的，不仅美味可口，还有利于身体健康。提起毛花猕猴桃酒，想必很多人也都喝过，入口醇厚、爽口，特别是在这寒冷的冬季，喝点小酒，能够舒筋活血，有暖身的效果！这种酒在各大农家乐都很常见，甚至有些爱喝酒的人也会自己酿些放在家里备用，等亲朋好友来做客时倒上一盅美味的果酒（图4-2-1），实在美矣！但提到白藤梨根，这个在抗癌战线上出现得越来越多的中药，可能很多人就不太了解，更想不到它和猕猴桃的关系。下面就带大家来认识一下这位和藤梨根同出自猕猴桃家族的抗癌"明星"——白藤梨根。

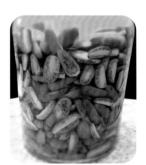

图4-2-1 毛花猕猴桃酒

【民间应用】

白藤梨根畲药名为白山毛桃根（2015年版《浙江省中药炮制规范》收载），是畲族民间治疗胃癌和肠癌的常用药，且畲医认为它的疗效要比藤梨根好。但在实际应用中使用频率却不如藤梨根高，通常只做民间药使用，这是因为毛花猕猴桃的生长范围比中华猕猴桃要窄许多，仅分布于浙江、福建、江西、湖南、贵州、广西壮族自治区、广东等省区，且多生长于山地林下灌木丛中。在丽水地区已经开始小面积种植毛花猕猴桃，其果实也在市场上有销售，味道还是不错的。

【植物形态】

白藤梨根是猕猴桃科植物毛花猕猴桃的根，中药房常用的是藤梨根，为猕猴桃科植物中华猕猴桃的根，又名陈梨、红山毛桃根、红藤梨根。毛花猕猴桃与中华猕猴桃同属猕猴桃科，植物形态很接近，毛花猕猴桃的叶较小，藤细些，聚伞花序通常有 1 ~ 3 花，花淡红紫色或淡红色，浆果细小（图 4-2-2）。

两者根部也不同，毛花猕猴桃的根部结节多，横切面皮部偏白色，木部有空心孔隙面积小，比中华猕猴桃更不容易切片（图 4-2-3）。毛花猕猴桃的根还是 2005 年版《浙江省中药炮制规范》首次收录的11 种畲族习用药材之一。

毛花猕猴桃的果实呈椭圆状球形，密被灰白色长绒毛，营养极为丰富，维生素的含量很高，比被称为"果中之王"的中华猕猴桃果实所含的维生素还要高 1 倍，并含有多种氨基酸等（图 4-2-4）。

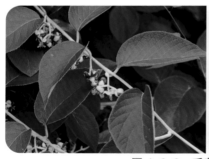
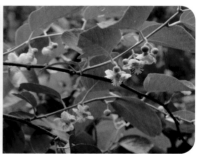

图 4-2-2　毛花猕猴桃的花

【现代研究】

白藤梨根具有悠久的药用历史，并具有三萜类、糖类、类胡萝卜素、β - 谷甾醇等多种化合物，有研究表明，白藤梨根具有抗肿瘤、

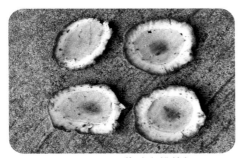

图 4-2-3　毛花猕猴桃的根

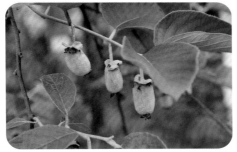

图 4-2-4　毛花猕猴桃的果实

增强免疫、抗氧化等活性。研究发现，毛花猕猴桃的根、叶的氯仿提取物和乙酸乙酯提取物对肝癌细胞株 SMMC-7721 的生长表现出显著的抑制作用；抗肿瘤活性部位为乙酸乙酯部位（EE-AER），且其对胃癌细胞 SGC-7901 的抑制活性最强；白藤梨根所含的乙酸乙酯、正丁醇和水层萃取物对脑胶质瘤细胞的抑制活性最佳。另外，研究还发现从毛花猕猴桃根中提取的水溶性多糖具有很强的提高细胞免疫和体液免疫反应的能力。毛花猕猴桃与栽培的中华猕猴桃和美味猕猴桃相比，野生的毛花猕猴桃和阔叶猕猴桃果实具有较强的抗氧化能力，且抗氧化能力与其所含多酚类化合物和维生素 C 的量呈正相关。

【民间验方】

白藤梨根具有解毒消肿、清热利湿的功效，是民间广泛应用的一味抗癌药，可用于治疗胃癌、肠癌、肝硬化腹水、慢性肝炎、白血病、脱肛、疝气、子宫脱垂、疗疮。下面给大家介绍几个民间应用。

1. 治疗胃癌、肠癌：白山毛桃根 50 克、半枝莲 25 克、白花蛇舌草 25 克、三尖杉 10 克、铁丁角（香茶菜）30 克、七叶一枝花 25 ~ 30 克、花菇草（香菇）50 克，水煎服。

2. 治疗子宫脱垂：白山毛桃 250 克、老虎爪根（漏芦）120 克、猪大肠头 1 节，炖 1 小时，食大肠及汤。

3. 治疗疗疮：白山毛桃根皮、泡桐叶各等量，共研成细粉与酒糟混匀，用茶叶包好，放入火中烤热外敷。

【温馨提示】

1. 白藤梨酒虽好，可不要贪饮。

2. 野生毛花猕猴桃多生长于人迹罕至的山区，自行上山采挖白藤梨根还需谨慎。

3. 由于白藤梨根、藤梨根的入药部位均为猕猴桃科植物的根，故对植物资源的破坏性比较大，不利于可持续发展。

4. 相关文献报道，目前对同种植物的茎、叶部位抗癌活性成分的提取及药理作用的研究也是很有前景的，所以还请大家不要乱采乱挖，保护资源，合理应用。

（叶垚敏）

第三节　树参
神奇的酿酒植物

大雪时节，天寒地冻，民间有酿黄酒、白酒的习俗。丽水的民间，尤其遂昌、龙泉地区，有着神秘的酿酒习俗：将树参的根和枝浸煮后，滤出汤汁，后用汤汁（代替普通的水）浸米，酿成酒，深受当地老百姓的喜爱。

20 多年前，丽水市中医院的院内制剂"枫荷梨"声名远扬，购买者络绎不绝，效果非常明显，其主药也是树参（图 4-3-1）。

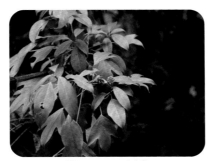

图 4-3-1　树参

【植物形态】

在丽水海拔 200 ~ 1200 米的山谷、溪沟边、石隙旁、山林中及林缘，有这样的常绿小乔木或灌木叫树参，畲药名半边枫、鸭掌柴、半架风，它是五加科植物，系出"名门"哦，跟大名鼎鼎的滋补药人参、三七、西洋参属同科植物。

树参叶子很奇特，有 2 种类型，即不分裂叶或掌状分裂叶（图 4-3-2）。叶不分裂者：叶片通常为椭圆形（卵状椭圆形至卵圆状披针形），叶片先端渐尖，基部圆形至楔形，叶面基出三脉明显，叶面在阳光下可见半透明棕色腺点；叶掌状分裂者：叶片倒三角形，掌状 2 ~ 3 深裂或浅裂，裂片边缘全缘或疏生锯齿。

　　树参在每年 7 ~ 8 月开花，花开淡绿色，花瓣 5，卵状三角形，6 ~ 25 朵以上花排成伞形花序，而伞形花序可单个顶生（图 4-3-3）或 2 ~ 5 个排成复伞形花序（图 4-3-4）。

　　树参的果实在每年 9 ~ 10 月成熟，为长圆形，有五条棱，成熟时呈紫黑色（图 4-3-5）。

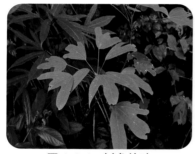

图 4-3-2　树参的叶

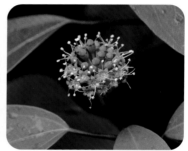

图 4-3-3　树参的花序（单个顶生）

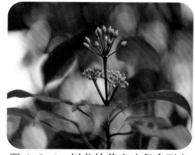

图 4-3-4　树参的花序（复伞形）

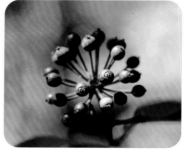

图 4-3-5　树参的果实

　　树参的根呈圆柱形，稍弯曲或扭曲，多分枝，易折断，断面不平坦，气微香，味淡。民间常用根、枝来浸酒（或煎汤酿酒），炖菜（树参炖老鸭、树参排骨汤等）。另外，民间还有凉拌树参、蒜泥树参、肉丝树参等菜，用的却是它的嫩叶哦！

【现代研究】

现代药理研究表明，树参含有多种结构类型的化学成分，主要为多炔类、萜类、皂苷及挥发油等，用于治疗瘫痪、偏头痛、臂丛神经炎、风湿性及类风湿性关节炎、扭伤、痛疖、小儿麻痹后遗症、月经不调等疾病，有抗心律失常、抗癌、抗菌、抗动脉粥样硬化、抑制酪氨酸酶的活性、抗肝炎病毒等药理活性。

【民间验方】

树参的根、枝、叶均能入药，其性温（畲药称其为阳药），有祛风湿、利关节、活血祛瘀、舒筋通络的功效。下面给大家介绍几个民间验方。

1. 治疗跌打损伤：树参枝叶 30 克、楤木根 30 克、积雪草（鲜）20 克、竹叶椒 20 克，水煎，冲黄酒服，每日 1 剂（《浙南本草新编》）。

2. 治疗偏头痛：树参枝叶 50 克、算盘子根 30 克，煎水兑黄酒服（《浙南本草新编》）。

3. 治疗关节炎：树参根 50～100 克，水煎服（《中国畲药学》）。

4. 治疗半身不遂：树参根 100 克，水煎服（《中国畲药学》）。

5. 治疗月经不调：树参根 15 克，酒炒，水煎，空腹服（《浙南本草新编》）。

6. 治疗偏瘫：树参根 30～60 克，水煎服，连服 3 个月（《浙江民间常用草药》）。

7. 治疗风湿病：树参根 50 克、海风绳（山蒟）50 克、三角枫（中华常春藤）30 克、络石藤 30 克，水煎服（《中国畲药学》）。

【温馨提示】

树参有活血祛瘀、舒筋通络等功效，因此孕妇要慎服。

（黄爱鹏）

第四节 乌桕
晚秋叶红胜江枫，初冬籽白赛寒梅

初冬不改秋阳暖，霜露乌桕叶透红；
五彩缤纷时有限，丛间已现叶衰容。

公园、山野呈现深秋最美的景象，绚烂多彩，犹如打翻的调色板，彩叶重叠，浓淡纷呈，黄叶、红叶、绿叶相互交错，令人陶醉。

记得儿时喜欢收集树叶当书签，用纸巾包着夹在书本上等着它风干，有金黄的银杏叶、火红的枫叶等，其中最耀眼就属乌桕叶了，它有金黄、土黄、鹅黄、橘红、紫红、赭红等色调。乌桕除具有观赏价值外，还有一定的经济价值，更是一味可以治疗疾病的畲药（图4-4-1）。

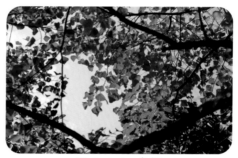

图 4-4-1 乌桕

【民间应用】

乌桕别名腊子树、桕子树、木子树等，单看名字是不是觉得会跟乌鸦有联系呢？乌桕确实与乌鸦有联系，《本草纲目》云"乌臼，乌喜食其子，因以名之"，"臼"则是臼的意思，因乌桕树老后常烂成臼一样的碗状，所以得名。

乌桕畲药名更子树、仲子树，它的根皮、树皮及叶均可入药，具有退水肿、解毒杀虫的功效，畲族民间常用于治疗肝硬化腹水、血吸虫病腹水、外伤出血、毒蛇咬伤等症。民间也有取它的根皮捣烂外敷或者米酒炖服入药，多用于治疗跌打损伤。乌桕种子所含的油脂有比较好的抗病毒作用，民间用伸筋草煅炭研粉，拌上乌桕的种子油，外涂，用于治疗带状疱疹，或直接剥取乌桕种仁，捣烂外敷用于治疗扁平疣，均有不错的效果。

另外，乌桕种子富含油脂，有较好的经济价值，其种子外面的白色假种皮富含蜡质，工业上用于制作蜡烛、肥皂；乌桕的种子油在民间被叫做青油，可用来点灯、涂油纸、刷油纸伞等。看来乌桕真是"福慧双修""能文能武"啊！

【植物形态】

乌桕是大戟科落叶乔木，常成片生于郊野旱地、路边、溪边，或湿润的河滩地、山谷旁和低山杂木林中，高 3 ~ 15 米，树干直径达 50 厘米，各部均无毛而具乳状汁液，树皮呈灰褐色，有纵裂纹；枝条又细又长，呈灰白色（图 4-4-2）。

乌桕的叶互生，叶柄细长，纸质，常为菱状卵形，顶端骤然紧缩具长短不等尖头，基部阔楔形或近圆形，全缘，叶上面绿色稍有光泽，下面初时粉白色，后渐变成黄色、赭红色（图 4-4-3）。秋天，乌桕的叶片渐变成红色并逐渐脱落。

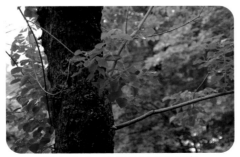

图 4-4-2　乌桕的树皮和枝条

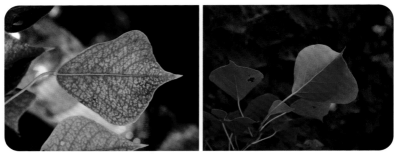

图 4-4-3　乌桕的叶

　　乌桕的花小，单生，绿黄色，顶生穗状花序，花期 4 ～ 8 月（图 4-4-4）。蒴果呈梨状球形，具尖头，果实开始是绿色，随着秋天的到来，果实逐渐成熟变成黑色并开裂成 3 瓣，露出洁白的籽，远远看去有点像爆米花（图 4-4-5）。

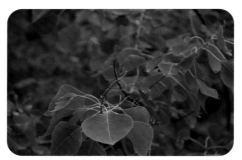

图 4-4-4　乌桕的花

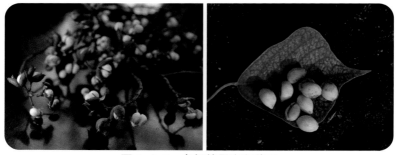

图 4-4-5　乌桕的果实和种子

乌桕的种子呈黑色，籽因其外面有一层白色蜡质的假种皮而呈白色，种子 3 粒，扁球形，果期 10 ～ 11 月（图 4-4-5）。

【现代应用】

乌桕味苦，微温，有小毒。乌桕除可以治疗水肿胀满、外伤出血外，还有一定的抗菌、消炎、降低胆固醇的作用。现代研究表明，乌桕含有多种活性物质，主要含二萜、三萜和酚酸类成分，其中酚酸类成分被认为是乌桕抗菌、灭螺的主要物质基础。

乌桕的果皮含乌桕脂，桕脂是类可可脂的原料，不仅可用于食品工业，还可作为医药工业中栓剂的基质；种仁含有多种不饱和脂肪酸，是制造高级喷漆的原料，广泛应用于油墨、化妆品和纺织物等。

【民间验方】

1. 治疗跌打损伤：乌桕树根 30 克，米酒炖服，溃疡患者忌服。

2. 治疗外伤出血：乌桕鲜叶适量，捣烂外敷。

3. 治疗毒蛇咬伤：乌桕鲜嫩叶适量，捣烂，酌加砂糖调匀，敷于伤口周围；另用鲜根皮适量，捣汁 1 汤匙服；大便未解者，2 小时后可再服 1 汤匙。

4. 治疗血吸虫病腹水：乌桕叶、根 6 ～ 30 克，水煎服，早晚各 1 次。

5. 治疗扁平疣：乌桕种仁适量，每晚捣烂外敷，一般 1 周左右疣体即可脱落。

【温馨提示】

任何事物有好的一面就有不好的一面。乌桕的木材、果实、乳状汁液和叶均有毒，相关的中毒报道也较多，所以需要在医师的指导下用药。

（刘春露）

第五节 栌兰
独特的"人参"

"忽如一夜春风来，千树万树梨花开。"唐诗里的雪总是这般美好，时值冬天，万物潜藏，正是进补的好时候，药膳、阿胶、膏方、参茶等，这些都是大家比较熟知的进补形式，下面为大家介绍的是农村屋前屋后经常冒出来的一种植物——土人参。另外，它还有一个非常洋气的名字——栌兰（图4-5-1）。

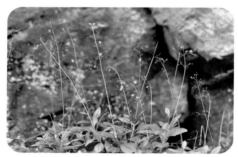

图4-5-1 栌兰

许多人看到图片肯定会惊叹：呀！这不是我们经常吃的野菜吗？然而，栌兰的意义远不止于此，它不仅是餐桌上的"宠儿"，同时也是一味十分常见的畲药。

【民间应用】

土人参为马齿苋科植物栌兰的根，因为在下午三到五点开花，正值烧晚饭的时候，也被亲切地称为"煮饭花""申时花"。栌兰的根和叶均可入药，具有健脾润肺、滋补强壮、充乳汁等功效，对于病后体虚、劳咳、贫血、月经不调、乳汁不足、潮热盗汗等均有很好的疗效（图4-5-2）。

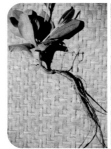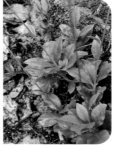

图 4-5-2 　**栌兰的根和叶**

【民间食用】

栌兰的根比较粗壮，民间常见的吃法有凉拌栌兰根、栌兰根炖鸡等。栌兰根炖的汤属于常用药膳，具有清热、解毒、补虚、安神的功效，在广州一些地区，栌兰的嫩茎叶被叫做"人参菜"，除了想借人参来做"噱头"之外，还因为它具有类似人参的功效。栌兰的叶中含有极高的蛋白质、维生素 C、氨基酸、钙、锌、铁等元素，具有滋补益气、生津润肺、通乳消肿的功效。对于体质虚弱、气虚无力的人来说，可以滋补身体。

【植物形态】

通过以上介绍，我们知道了栌兰是药食两用畲药。栌兰的叶子随时可采；栌兰的根在秋冬季节采挖、洗净、晒干、切片，以备使用；栌兰的小花清新淡雅，可供栽培观赏（图 4-5-3）。

栌兰是一年生草本，高可达 60 厘米左右，肉质、全体无毛；茎圆柱形，叶互生，倒卵形或倒卵状长椭圆形，两面绿色而光滑；总花柄呈紫绿色或暗绿色，花小、多数、淡紫红色，直径约 6 毫米，花柄纤长，花瓣 5，倒卵形或椭圆形，花丝细柔；蒴果熟时灰褐色，直径约 3 毫米；种子细小、黑色、扁圆形，花期 6～7 月，果期 9～10 月。

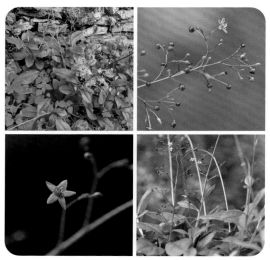

图 4-5-3　枦兰

【民间验方】

1. 治疗虚劳咳嗽：土人参 2 ～ 3 两、冰糖若干，炖鸡服。

2. 治疗多尿症：土人参 2 ～ 3 两，金樱根 2 两，共煎服，每日 2 ～ 3 次。

3. 治疗盗汗、自汗：土人参 2 两，猪肚 1 个，炖服。

4. 治疗劳倦乏力：土人参 0.5 ～ 1 两，或加墨鱼干 1 只，酒水炖服。

5. 治疗脾虚泄泻：土人参 0.5 ～ 1 两，大枣 5 钱，水煎服。

【温馨提示】

冬令进补，补需也要因需施补，尤其不宜过量的补，首先应遵循"药补不如食补"的原则，疾病后期或肠胃功能虚弱者更是如此。大家在饮食上要以温补为主，多吃新鲜蔬菜和水果，以补充维生素，如适当食用萝卜和枦兰都是不错的选择，饮食上切记过于燥热，少吃生冷的食物。

（邱圆媛）

第六节 八角枫
大雪节气寒意深，止痛疗疾八角枫

瑟瑟寒风吹断鸿，萧萧落木近年终。
绿杨摇曳千丝缕，银杏翩飞八角枫。

江南的冬天，寒冷与潮湿相伴，刺骨的寒风又随着大雪节气，怎一个"冷"字了得。在这种季节里，有风寒、风湿等慢性疾病的人，想必患处总是隐隐作痛吧，下面介绍一味擅长治疗风湿骨痛的畲药——八角枫（图4-6-1）。

听到这个名字，你可能会以为它的叶子是8个角的，其实八角枫的叶子从"幼小"到"成年"，叶形变化是很大的，它的叶子不一定是8个角的。

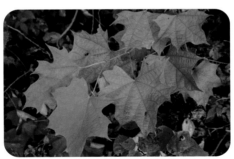

图 4-6-1　八角枫的叶

【民间应用】

八角枫畲药名为八角柴、白龙须，以根、花、叶入药，以侧根和须根为佳，具有祛风除湿、舒筋活络、散瘀止痛的功效。在缺医少药的年代，肿瘤晚期或风湿骨痛的患者，缺少有效的止痛药，民间畲医会取晒干的八角枫须根1克左右，嘱患者研粉吞服，止痛效果立竿见影。但因其须根有较强的毒性，民间畲医在用药时会对用量反复斟酌，所以，使用时一定要经过专业人士的指导。

　　畲民在外劳作如遇到创伤出血时，也会取其鲜叶捣烂，敷在患处，即可止血，还可取其须根在白酒中浸泡2日之后，每日早晚适量饮酒，用来治疗风湿骨痛、麻木瘫痪、精神分裂等症。因其有很好的止痛作用，民间也有取其须根加蛇葡萄根和酒捣烂，烘热外敷，用于治疗跌打损伤。

　　另外，由于八角枫的花色白而清香，秋叶鲜黄而无虫，是优良的绿化树种；其树皮纤维可编绳索，木材可作家具和天花板；其根部发达，适宜山坡地段造林，对涵养水源、防止水土流失有良好的作用。八角枫既是一味可以疗疾的畲药，还是一种具有很好的观赏价值的植物，在药用植物界和园艺界都有一定的地位。

【植物形态】

　　八角枫为八角枫科八角枫属的植物，又名华瓜木，为落叶乔木或灌木，多生长于低海拔沟谷林缘及向阳山坡树林处。

　　八角枫的树皮光滑，呈浅灰色；小枝略呈"之"字形曲折，无毛或被疏柔毛；叶片纸质，近圆形或卵形，全缘或3～7裂，裂片短锐或钝尖，基部极偏斜，宽楔形、有时近心形，上面呈深绿色，无毛，下面呈淡绿色，除脉腋有丛毛外，余均无毛，基出脉3～5条，中脉具有侧脉3～5对（图4-6-2）。

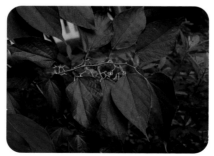

图4-6-2　八角枫的小枝

八角枫的花为聚伞花序，有小花 7 ~ 30 朵（图 4-6-3）；萼筒钟状，具有萼齿 6 ~ 8 枚；花瓣 6 ~ 8 片，黄白色，外侧微被柔毛；雄蕊与花瓣同数，花丝略扁，药隔无毛；花柱无毛，稀疏生短柔毛，柱头头状，2 ~ 4 裂（图 4-6-4）；果实呈卵球形，顶端具有宿存的萼齿和花盘，成熟时呈黑色（图 4-6-5）。

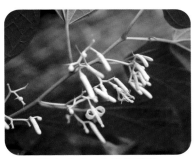

图 4-6-3　八角枫的花

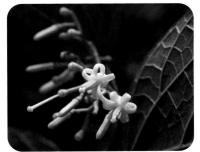

图 4-6-4　八角枫的花柱

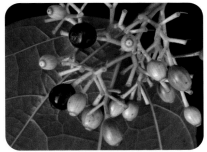

图 4-6-5　八角枫的果实

【现代应用】

八角枫，味辛，性微温，有毒。现代药理研究表明，八角枫的主要成分为生物碱（毒藜碱），可作为肌肉松弛药，配合针刺麻醉、强化麻醉等应用于各种外科手术，效果良好。八角枫还可以提高心脏的工作效率，用于治疗心力衰竭。

【民间验方】

1. 治疗外伤出血：八角枫干叶或干根研细粉，外敷伤处；或八角枫鲜叶捣烂，敷患处。

2. 治疗跌打损伤：八角枫须根 1.5 克，牛膝根 30 克，混合醋炒，水煎服；或八角枫须根 0.3 克，研粉，开水冲服，另取新鲜的八角枫根皮或八角枫树皮加蛇葡萄根和酒糟捣烂，烘热外敷。

3. 治疗风湿性关节炎：八角枫须根 30 克，白酒 1000 毫升，浸泡 2 日，每日早晚饮酒 15 ~ 30 毫升；或以八角枫干根切碎用白酒（1∶3）浸泡 20 日，隔日搅拌 1 次，密封，去渣过滤，取上清液，每次服 10 毫升，每日 2 ~ 3 次。

4. 治疗精神分裂症：八角枫须根每次 2 ~ 3 克，每日服 3 次，连服 2 周。

【温馨提示】

八角枫有毒，所以需要在专业人士的指导下用药，孕妇禁服，年老体弱者慎用。中毒者主要症状为面色苍白、呼吸慢而浅，大剂量可抑制呼吸而导致呼吸停止，对心脏毒性主要表现为房室传导阻滞。

解救方法：早期可按一般中毒急救原则处理，及时对症治疗，如呼吸停止时，应立即进行人工呼吸，必要时做气管插管行加压呼吸等。

浙南的部分地区也有用同属植物毛八角枫的侧根和须根入药的，毛八角枫的叶片常全缘，下面大都有毛，请注意区别。

（郑圣鹤）

第七节 穿破石
植物界的"土行孙"

上班族们长期看电脑和加班熬夜带来的颈肩疼痛、腰酸背痛、失眠烦躁等常会引起身体不适。在景宁畲族自治县有一道既能温暖身心、缓解疲劳,又让人垂涎三尺的药膳——莨芝炖鸡。它不仅可以活血通络,缓解各类因长期保持同一姿势而引起的疼痛,还具有滋补、强壮身体的功效。

【民间应用】

除了宴请食客,莨芝在其他各地也有着不同的用法!在遂昌,莨芝橙红色的果实与桑葚一样,可被直接采摘食用,也可用来泡酒(图4-7-1)。莨芝果酒有解湿气、助睡眠的功效。而在金华一带,莨芝经常用来治疗劳伤,并因其有补益的功效,很多老百姓常把它作为保健品服用。值得一提的是,莨芝木材煎汁还是一种天然的黄色染料。

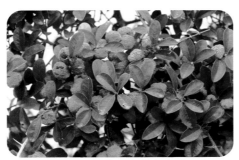

图4-7-1 莨芝(中药名穿破石)

【植物形态】

那么究竟莨芝是什么,与题目中的穿破石又是什么关系呢?

如果你喜欢经常到野外走走,会看到路边灌木丛常有黄色的根

"探头探脑"（图4-7-2）。特别是在春夏之季，大雨冲刷之后，有些山坡土壤所剩无几，留一堆抱团紧密的乱石，但仍有鲜黄色带浮皮的灌木根在乱石缝隙间穿梭自如，其根不仅长而有分支，且有一定的柔韧性，简直就是植物界的"土行孙"，民间常拿来捆柴。另外，莨芝因其果实外形似荔枝，又名山荔枝，在畲药里称黄鸡母、担米刺、石米刺，其根入药，在中药里称穿破石，其他名称还有构棘、九层皮、冬杨梅等。

莨芝是桑科常绿灌木，有乳汁，具有粗壮而微弯的棘刺（图4-7-3），主根较长，根皮呈棕黄色，数层，薄片状，易成层剥落（图4-7-4）。

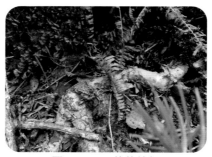

图4-7-2　莨芝的根

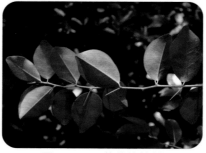

图4-7-3　莨芝的棘刺

每年 4 ～ 5 月是它的花期，头状花序单个或成对腋生，被柔毛，雌雄异株。花期结束后，便会结出一个个形似荔枝的聚花果，果实成熟后呈橙红色（图 4-7-5）。

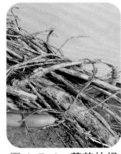

图 4-7-4　葨芝的根

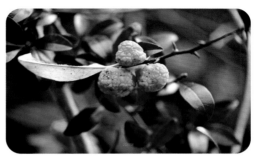

图 4-7-5　葨芝的果实

【现代研究】

现代药理研究发现，葨芝具有祛风利湿、活血通经等功效，能治疗风湿痹痛、黄疸、淋浊、蛊胀、闭经、劳伤咯血、跌打损伤等疾病。其中，葨芝水提物和醇提物对急性肝损伤、肝纤维化有一定的保护和治疗作用。

【民间验方】

葨芝可谓全身都是宝，它的根、棘刺、果实均可入药。根具有祛风通络、清热解毒的功效，棘刺可化瘀消积，果实有理气、消食、利尿的作用。

1. 治疗闭合性骨折：鲜葨芝根、鲜榔榆树皮和糯米饭混合，捣烂外敷，用杉树皮固定。

2. 治疗跌打损伤、疖子、脓肿：葨芝根 15 ～ 30 克，水煎服；另取葨芝根皮捣烂，外敷患处。

3. 治疗风湿痛：葨芝根 15 克，牯岭勾儿茶、青棉花藤各 15 克，水煎服。

特色畲药 科普汇编

4.治疗痔疮出血：鲜莨芝根 120 克，水煎服；另用红马蹄草捣烂外敷患处，连续内服外敷 3 次。

5.治疗肾虚腰膝酸痛、耳鸣、遗精：莨芝果 15 ~ 30 克，水煎服。

据报道，单用莨芝可治疗传染性肝炎，对肝胆恢复正常大小、黄疸消退、降低转氨酶及改善症状等均有良好的效果。

【温馨提示】

1.莨芝虽然入药部位多，药用价值高，但也不能乱吃，尤其是孕妇，莨芝根要慎用。

2.同属近似植物柘树为落叶小乔木，高可达 10 米，叶片端常 3 裂，聚花果较小。民间常与莨芝通用，具有清热利湿、凉血止血、舒筋活络等作用，可治疗黄疸、妇科白带、吐血、疔疮、痈肿等症。

（杨巧君）

第八节 嘎狗黏
神奇的"金腰带"

说起冬季进补，人们会想到以立冬为冬季之始，需进补以度严冬。中医认为，冬季是匿藏精气的时节；从气候的角度来说，秋冬季节凉爽，早晚温差大，气候干燥，食补就显得格外重要。而说起冬季食补，大家会想起药膳里常见的大枣、枸杞、党参等，而最近在景宁畲族自治县等地的餐桌上常有一道既美味又能补肾壮腰的美食——"金腰带"炖猪蹄。下面一起来了解下这奇特的"金腰带"吧！

"金腰带"畲药名嘎狗黏，其植株矮小，果实成熟时，因其果夹上有钩状短毛，如有小狗在植物丛中嬉闹玩耍，常被粘的全身都是果夹，所以畲民形象地称其为"嘎狗黏"（图4-8-1）。它是《浙江省中药炮制规范》收载的畲药，药品名就是畲语音译"嘎狗黏"。

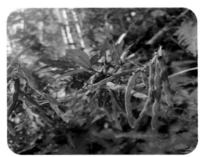

图 4-8-1　嘎狗黏

【植物形态】

嘎狗黏为豆科植物小槐花干燥的带根全株，是一种矮小的灌木，全株无毛；茎直立，多分枝；羽状三出复叶，叶柄扁（图4-8-2），托叶狭披针形，疏被长柔毛；小叶片椭圆形或披针形，先端尖，基部楔形，全缘，疏被短柔毛；夏日茎顶及叶腋抽出穗式总状花序（图4-8-3）；苞片条状被针形，花萼近二唇形；蝶形花冠绿白色而带淡黄晕，翼瓣窄小，二体雄蕊；荚果条形，被钩状短毛，每荚节有1粒椭圆形的种子（图4-8-4）。

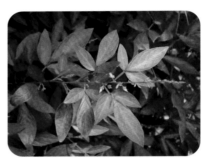

图4-8-2 嘎狗黏的叶

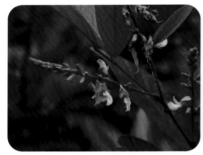

图4-8-3 嘎狗黏的花

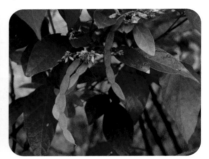

图4-8-4 嘎狗黏的荚果

【民间应用】

相传嘎狗黏是传统民间用于祛邪避煞的圣品，当小孩子受惊吓或惊风，有经验的长辈总会去摘些嘎狗黏泡水或者煮沸后，让受惊吓或惊风之人服用。除了祛邪避煞，它还有食用价值和药用价值，如祛风除湿、消积散瘀、解毒、腰扭伤、活血调经、风湿痹痛、肥胖症、驱蛔虫、妇科水肿等，都可以找它帮忙哦！

嘎狗黏具有祛风湿、强腰膝的功效，温州地区常用嘎狗黏的根来炖鸡、炖猪脚及炖筒骨，来治疗腰扭伤或腰肌劳损，故又称为"金腰带"。丽水地区常将嘎狗黏的根放入火锅中，来预防感冒和补肾强骨。

【功能主治】

嘎狗黏味微苦、辛，性平，具有祛风除湿、消积散瘀、解毒等功效，用于治疗腰扭伤、活血调经、风湿疼痛、肥胖、驱蛔虫、妇科水肿、妇科白带等症。一般用 15 ~ 30 克，煎汤内服。

【现代研究】

现代药理研究表明，嘎狗黏的叶和茎中存在消炎和抗氧化活性的酚类化合物。嘎狗黏的茎和叶中存在 17 种抑菌成分，根中存在 11 种抑菌成分。研究还发现，嘎狗黏提取物有较好的 α - 葡萄糖酶抑制作用，能降血糖，且效果好于对照药物阿卡波糖。嘎狗黏主要有解热、镇静、催眠、镇痛、增强免疫、抑菌、抗氧化、消炎、抗糖尿病等药理作用。

【民间验方】

1. 治疗蕲蛇、蝮蛇咬伤：嘎狗黏鲜根、山白菊（三脉叶马兰）鲜根各 50 克，捣烂绞汁服，另取上药捣敷伤口，每日 2 次。

2. 治疗疖子：嘎狗黏根 50 克，水煎，黄酒冲服。

3. 治疗急性腰扭伤：嘎狗黏 20 ~ 30 克，水煎服。

【温馨提示】

初冬时节，天气寒凉，大家谨防感冒，进补也应避免胡吃海喝，尤其是有高血糖、高血脂、心脑血管危险因素的患者，不要盲目进补，避免给自己的身体增加负担。

（叶伟波）

第九节 青钱柳
畲药界的天然"胰岛素"

"试数窗间九九图，余寒消尽暖回初，梅花点遍无余白，看到今朝是杏株。"过冬至，迎腊八，三九寒天到，人们开始动得少吃得多，每天火锅加被窝，肥膘猛贴。但对于糖尿病患者来说，多吃是他们的禁忌，血糖升高更是一种灾难。民以食为天，控制饮食是很痛苦的事情。而畲药中就有一种天然的"胰岛素"，植物界的大熊猫，医学界的第三棵树，冰川世纪幸存下来的珍稀树种——青钱柳（图4-9-1）。

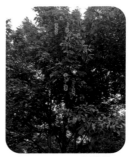

图4-9-1 青钱柳

【民间应用】

据《中国中药资源志要》记载：青钱柳叶具有清热消渴、解毒的功效。《全国中草药名鉴》记载：青钱柳的树皮（图4-9-2）、叶、根均有杀虫止痒、消炎、止痛祛风的功效。中医临床用于治疗糖尿病，因其能明显降低血糖、减少脂肪，此外对高血压和高血脂也有明显的改善作用。

根据民间的应用经验，现总结如下。

1.青钱柳对Ⅱ型糖尿病疗效较好，特别是年龄在60岁左右，血

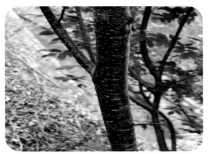

图 4-9-2　青钱柳的树皮

糖有点偏高但又不需要吃西药降糖药的人群，每日用青钱柳代茶饮，疗效较好，还可以作为辅助降糖药使用。

2. 青钱柳的采摘时间比较重要，一般情况下 6 ~ 8 月采摘的口感较好，味甜微涩，9 月中下旬青钱柳部分叶子开始泛黄，即将落叶，此时即使采摘青叶，味也比较涩口，相对疗效要差一些。

3. 青钱柳在民间长期的应用中，总体反映比较安全，泡茶饮用最长时间者是 5 年（小样本调查，仅供大家参考）。

【植物形态】

　　青钱柳又名摇钱树，叶具甜味，也叫甜茶树，是胡桃科青钱柳属植物，落叶乔木，树皮灰色，芽密被锈褐色盾状着生的腺体；老叶革质，嫩叶纸质，单数羽状复叶，具 7 ~ 9（稀 5 或 11）小叶（图 4-9-3），叶轴密被短毛或无毛，其侧生小叶近于对生或互生，

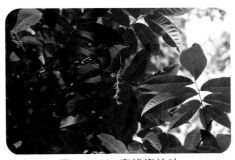

图 4-9-3　青钱柳的叶

叶柄较短，长椭圆状卵形至阔披针形，基部歪斜，叶缘具锐锯齿，上面被有腺体，下面网脉明显凸起；果实有革质水平圆盘状翅，每一果梗上串有十几个果实，形似串串铜钱（图4-9-4），花期4~5月，果熟期7~9月。

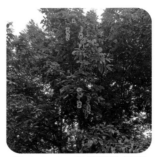

图 4-9-4　青钱柳的果实

【现代研究】

对青钱柳的研究始于20世纪70年代末，80年代中期开始研究它的理化成分和保健功效。研究发现，青钱柳中的天然活性成分有皂苷、黄酮、多糖等成分，能够提高机体免疫力、改善胰岛细胞功能、改善胰岛素抵抗、调节血糖水平，从而达到降血糖、逆转并发症的养生效果。

研究还发现，青钱柳中含人体必需的常量元素（如钾、钙、镁、磷）及微量元素（如铁、锰、锌、铜、镍、铬、硒、钒），它们都与糖代谢和胰岛素作用密切相关，能够协助胰岛素发挥降血糖作用，并能改善糖耐量。临床研究进一步验证了青钱柳的降血糖作用，且与降糖药物有协同作用，对消除糖尿病症状、防治并发症和降低降糖药的毒副作用有较好的效果，是一种治疗Ⅱ型糖尿病可供选择的辅助疗法，对糖耐量下降和轻Ⅱ型糖尿病可配合饮食控制单独使用。

另外，现代药理研究发现，青钱柳还有降血压、降血脂、增强免疫、抗癌、抗氧化、防衰老等多种药理作用。

【适宜人群】

青钱柳能够调节人体代谢，适用于高血压、高血糖、高血脂的人群，以降血糖作用更明显，适用于 50 岁以上的有 Ⅱ 型糖尿病、高血糖伴高血压、血脂异常的人群，或高血压、高血糖、高血脂有其中 2 项的人群。

【民间验方】

青钱柳干茶：茶气清香，味甜，以叶多、色绿、气清香、味甜者为佳，高品质青钱柳茶叶质地越肥厚、油润、富弹性。

服用方法：取适量（10 克左右）的青钱柳干茶，用 85 ℃左右的开水进行冲泡，冲泡后记得加盖焖 5 分钟，这样就能够让里面的有效成分被最大化的泡出来，另外，青钱柳茶反复冲泡的次数最好不要超过 3 次（图 4-9-5）。

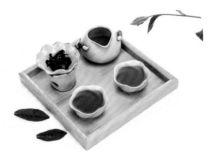

图 4-9-5　青钱柳茶

中医讲究辨证论治，中药配伍，根据糖尿病患者的不同症状，会有不同的中药配伍，现有几个小配方分享给大家。

1. 治疗普通糖尿病：单味青钱柳 10 克，泡茶饮。

2. 治疗肺肾两虚型糖尿病：天冬 10 克、青钱柳 10 克，开水泡服。

3. 治疗气阴两虚型糖尿病：西洋参 3 ~ 5 克、麦冬 10 克、青钱柳 10 克，开水泡服。

【温馨提示】

1.青钱柳的药性偏凉，最好不要空腹饮青钱柳茶，脾胃虚寒的人群长期饮用更要注意。另外，是药三分毒，不要盲从，还是要听从医师的建议，合理用药。

2.野生植物资源有限，要注意保护野生资源，让其可持续利用。目前，丽水遂昌的王村口和湖山已经有2个青钱柳人工规范化种植基地，在遂昌的石练还有专门的加工厂。市场上有很多青钱柳产品，如青钱柳提取物压片、青钱柳原叶茶、青钱柳冲剂、青钱柳粉末压片等。

（金雪艳）

第十节 白毛夏枯草
畲药界的天然"抗生素"

"小寒惟有梅花饺，未见梢头春一枝。"小寒已过，往年除日常加强保暖之外，民间自有"三九补一冬"的说法，这时候涮羊肉火锅、吃糖炒栗子、烤小番薯就成了小寒时节的标配。此时也是流感高发的季节，身边的人咳咳咳，空气中到处都是"活跃"的病毒和细菌，嗓子也跟着感觉干涩发痒想咳嗽。小伙伴们，需要一个金钟罩来护你周全吗？那就赶紧来了解流感高峰期药房的"流量明星"——畲药白毛夏枯草，它可是畲药界的天然"抗生素"。白毛夏枯草在浙南地区相当有名，也比较常见，也许在公园花坛的背阴处就有它的"身影"（图4-10-1）。

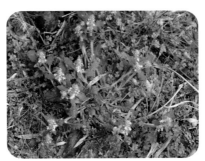

图 4-10-1　白毛夏枯草

【民间应用】

还记得每每嗓子干哑、疼痛难忍或者不停咳嗽的时候，家里的长辈总会在饭后默默地去院子里随手采上几片叶子，清水冲洗之后硬塞进你的嘴里，当你受不了它的苦味哇哇大叫，准备吐出来但被长辈命令把叶子嚼烂再徐徐咽下，当时真的是有苦说不出呀，神奇的是咽下去几秒钟，嗓子里就好像有一股甘泉流过，肿痛的感觉瞬间消失了，这时又不由得感叹还真的是良药苦口呀！

此外，民间畲医还常用其鲜草捣烂外敷治疗筋骨损伤所致的红肿热痛，在野外受伤时，可以用它来活血散瘀、消炎止痛，这就是白毛夏枯草又称筋骨草的原因。

白毛夏枯草味苦性寒，所以又称苦草，具有清热解毒、凉血消肿的功效。在浙南地区，畲医常常用它来治疗感冒发热、肺热咳嗽、支气管炎、高血压、咽喉炎、胆囊炎、肝炎、乳腺炎、疔疮肿毒、疮口感染等。白毛夏枯草就是畲医对付各类细菌感染、红肿热痛的法宝，疗效与抗生素相当，又不易产生耐药性。

筋骨草与白毛夏枯草的植物形态相似，两者容易认错，认错了药可是相当危险，下面就来看下这两者的区别吧！

【植物形态】

2015 年版《浙江省中药炮制规范》收载筋骨草，其来源为唇形科植物筋骨草的干燥全草，《浙江植物志》收载其植物名为金疮小草，又名伏地筋骨草，但畲医用的筋骨草，除了这个来源，还有同属植物紫背金盘的全草，民间畲医认为两者疗效相似，因以上两者全株都被有白色柔毛，外形略似夏枯草，故民间将其统称为白毛夏枯草，畲药名白地蜂蓬（图 4-10-2）。

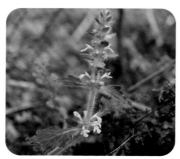

图 4-10-2　白毛夏枯草的叶

《本草纲目拾遗》中记载："白毛夏枯草产丹阳县者佳，叶梗同夏枯草，惟叶上有白毛，今杭城西湖凤凰山其多，性寒，味苦，专清肝火。"这里描述的是金疮小草，其为多年生草本，茎基部分枝成丛生状，伏卧，上部上升，基生叶少到多数，较大，花时常存在；茎生叶数对，叶片匙形、倒卵状披针形或倒披针形，先端钝至圆形，基部渐狭，下延成翅柄，边缘具不整齐的波状圆齿；轮伞花序多花，腋生，排列成长 5 ~ 12 厘米间断的假穗状花序；花冠白色带紫脉或紫色，外面疏生柔毛，上唇短，下唇长，雄蕊伸出花冠外，花柱长于雄蕊，微弯；小坚果倒卵状三棱形，具网状皱纹；花期 3 ~ 6 月，果期 5 ~ 8 月（图 4-10-2）。

《植物名实图考》云："筋骨草，产于南康平野。春时铺地生叶如芥菜叶，面绿，背紫，面上有白毛一缕，茸茸如刺。抽葶发小叶，花生叶际，相见开放。叶紫，白花，花如益母，遥望蓬蓬，白如积灰，亦呼为石灰菜。"这里描述的筋骨草指的是紫背金盘，它与金疮小草很相似，但植株近直立，较高，花时常无基生叶，叶片要宽一些；轮伞花序生于茎中部以上，成稍密集的假穗状花序（图 4-10-3，图 4-10-4）。

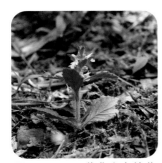
图 4-10-3　**紫背金盘的茎**

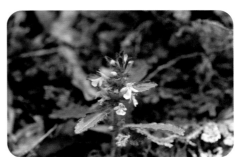
图 4-10-4　**紫背金盘的花**

这里要说明的是，金疮小草根据其植物外形中茎基分枝、丛生、伏卧的特征，在《浙江植物志》里又称为伏地筋骨草，以与紫背金盘相区别。

【现代研究】

现代药理研究发现，筋骨草具有止咳、祛痰、抑菌、抗病毒、降血压、提高免疫力、保肝利胆和抗肿瘤等多方面的作用。研究还发现，筋骨草水煎液具有明显的抑菌作用，且能通过抑制炎症介质的释放来达到控制支气管炎症反应的作用；能延缓肺、肝纤维化，有明显的抗病毒、抗肿瘤活性。目前，筋骨草主要用于治疗临床上常见的呼吸系统、消化道系统、泌尿系统等的炎症及各类癌症（乳腺癌、肺癌和肝癌等）。此外，筋骨草还可用于治疗老年痴呆症、皮肤病及各类代谢性疾病。

【民间验方】

筋骨草味苦，能燥湿解毒；性寒，能清热泻火，治疗各种"上火"，适用于治疗急慢性咽炎、喉炎、扁桃体炎、目赤肿痛、肺热咳嗽等。轻症可用鲜筋骨草叶 2 ～ 3 片嚼服或开水泡茶代饮，每日 1 次，重症则用全草 1 株，洗净，剪碎，水煎服。

最后，总结几个使用筋骨草的民间常用方。

1. 治疗腮腺炎：筋骨草 30 克、土牛膝 20 克、鸭跖草 20 克、三白草 30 克、小青草 20 克、笔管草 20 克、山楂 30 克，水煎服。

2. 治疗无名肿毒：筋骨草 5 ～ 10 克，水煎服。

3. 治疗扁桃体炎：筋骨草 5 ～ 10 克，水煎服；或用鲜草 4 ～ 5 株（小儿 2 ～ 3 株）加豆腐共煮，取汁内服，效果更佳。

4. 治疗急慢性支气管炎：筋骨草 10 克、平地木 20 克、金荞麦 20 克、鱼腥草 20 克、百部 10 克、前胡 10 克、白前 10 克、瓜蒌仁 12 克，水煎服。

5. 治疗小儿头身疮疖：筋骨草全草和马鞭草等量煎浓汁，外洗患处。

6. 治疗小儿白秃：筋骨草鲜草捣烂，用纱布滤汁涂擦患处，每日数次；或用鲜草四两浓煎，取汁趁热洗头。

7. 治疗肺热咯血：筋骨草全草 5 钱、白茅根 1 两、冰糖 1 两，水煎服。

8. 治疗肝火上炎：筋骨草全草 1 两，水煎服；或筋骨草全草 5 钱、牛膝 2 钱，水煎服，每日 1 剂。

【温馨提示】

1. 俗语所说的"上火"是中医"阳盛"的范畴，属实证，只有在中医辨证为实热证或实火证时才能使用，脾胃虚寒、阴虚火旺等人群并不适宜。如更年期的燥热、糖尿病患者的咽干口燥等就不能用筋骨草来治疗。

2. 筋骨草虽然无毒，但其性味苦寒、建议饭后服用，减少对胃肠道的刺激，且不推荐长期服用，否则会损伤脾胃，出现胃痛、呕吐、纳差等不适。

3. 筋骨草在《中国药典》的推荐的剂量是干燥全草 15～30 克，水煎服或外用适量。若使用鲜品，1～2 片嚼服或泡服，每日 1 次即可，切不可求速效而自行过多服用。若过量服用筋骨草，可导致消化道出血，请小伙伴们一定要在医师和药师的指导下合理使用，注意用药安全。

4. 筋骨草喜阴、喜湿，且易种植。

5. 小寒时至隆冬，土气旺，肾气弱，建议小伙伴们在饮食方面减甘增苦、补心助肺、调理肾脏，切记不可过量进补。

（胡　珍）

第十一节 接骨草
活血消肿接骨草，祛风利湿同样妙

寒冬腊月，人们容易患骨关节疾病，下面就为大家介绍一款既能活血消肿又能祛风利湿的畲药——接骨草！

接骨草，仅从名字上来看，就知道是一味治疗跌打伤痛的畲药，确实有活血消肿、祛风利湿的功效。民间有句俗语："打得地上爬，只怕八棱麻"，八棱麻指的就是接骨草（图4-11-1）。民间经常用来治疗风湿性关节炎、跌打损伤，但是在畲医的应用里，常被高频率用于治疗皮肤病，并且取得了非常好的疗效。

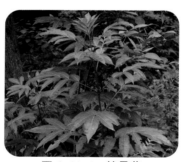

图4-11-1　接骨草

【民间应用】

接骨草，别名陆英、蒴藋，因其茎有8个棱，得名八棱麻。接骨草味苦，性温，具有疏肝止痛、活血祛瘀、利尿消肿的功效。《浙江植物志》记载："全草煎水洗治风疹瘙痒。"接骨草还具有祛风湿的功效，民间常用来治疗湿疹，最简易的用法是用新鲜的叶子捣碎直接外敷，或者将捣烂的汁液涂在皮肤上，效果显著。

【植物形态】

接骨草为忍冬科植物，多年生草本或半灌木，茎具紫色棱条（图4-11-2），髓部呈白色。

接骨草的叶为奇数羽状复叶对生，有小叶3～9，侧生小叶片披针形，先端长而渐尖，基部偏斜或宽楔形，边缘具细密的锐锯齿，叶片搓揉后有臭味；复伞形花序大而疏散，顶生，花冠白色，花药黄色或紫色；不孕性花呈杯状，有黄色腺体；可孕性花小，白色略带黄色，辐射状（图4-11-3）。

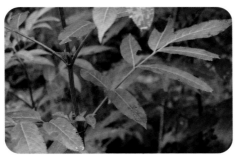

图 4-11-2　接骨草的茎

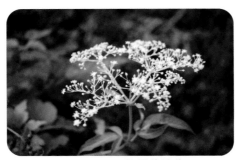

图 4-11-3　接骨草的花

接骨草的果实近球形，成熟时橙黄色至红色，表面有瘤状凸起，花期4～5月，果熟期8～9月（图4-11-4）。

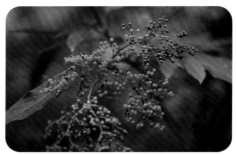

图 4-11-4　接骨草的果实

【相似植物区别】

接骨草有个同科同属的"近亲"，形态也非常相似，对跌打损伤、风湿痹痛等也有很好的疗效，它就是接骨木，大家是不是认为就是同一种植物呢？当然它俩只是相似，并不是同一种植物，两者的主要区别如下。

🍃接骨草：高大草本至半灌木，复伞形花序，茎有棱，花间伴有不孕花变成的黄色杯状腺体。

🍃接骨木：小乔木或大型灌木，圆锥状花序，茎无棱，花间无腺体（图 4-11-5，图 4-11-6）。

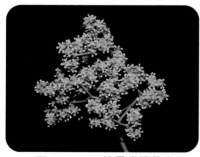

图 4-11-5　接骨木的花序

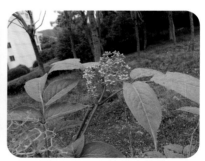

图 4-11-6　接骨木的茎

【民间验方】

1. 治疗跌打损伤、血肿、皮肤无破损者：接骨草鲜根洗净，捣烂敷伤处。

2. 治疗牙痛、三叉神经痛、伤口痛、腹痛、腰痛：接骨草全草30克，水煎服，每隔3小时服1剂。

3. 治疗咯血：接骨草、侧柏叶、地榆。

4. 治疗烫伤：接骨草鲜叶适量，捣汁涂创面。

5. 治疗支气管炎：接骨草30克、上青下白（细叶鼠曲草）15克、抽脓白（葡伏堇）15克、平地木12克、车前草12克，水煎服。

6. 治疗肾炎水肿：接骨草全草30克、白毛鹿茸草12克、半边莲12克、薏苡仁根30克、玉米须15克、桑白皮12克、水珍珠（铜锤玉带草）12克，水煎服。

【温馨提示】

1. 由于接骨草祛风活血功效比较强，所以不建议孕妇使用。

2. 接骨草外用时，皮肤破损者禁用。

（陈岳娟）

第十二节 牡荆
一阵冬风湿残雪，浅聊痹痛话牡荆

一鞭乘兴上山头，哪怕随风湿破裳。
冬日有情还可爱，忽开云雾见黄荆。

　　伴着满地落叶和短暂的雪花，冬日就这么猝不及防却又有所期待的悄然而至。有人喜欢冬天，因为它可以带我们看见繁华尽落，皓雪赛梅；也有一些人讨厌冬天，因为冬天寒冷的天气就成了风湿痹痛患者最大的难题，纵使诗圣豪情自纵，也难抵风湿的痹痛缠绵。下面带大家来认识一味可以治疗风湿的畲药——牡荆（图4-13-1）。

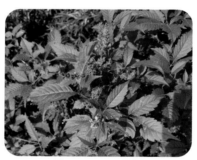

图 4-13-1　牡荆

【民间应用】

　　牡荆为马鞭草科植物，畲药名黄荆条、大叶黄荆、白蒲酱根、黄荆揪。在浙江省南部和广西壮族自治区的部分地区，山民会将牡荆枝条砍下后晒干，每逢重要的日子，将荆条烧成灰，用水冲泡后，滤出澄清的灰水用来浸泡糯米，用这些糯米拿来包粽子。民间畲医认为，吃了牡荆水泡过的糯米粽，不但可以抵挡梅雨季和冬日的寒湿，而且可以让粽子的保存期更长。虽然效果有待考证，但这说明在很久以前，畲民就开始用牡荆来预防风湿疾病了。

牡荆还是治疗脚气病的"高手"，采牡荆枝条，切段煮水后每晚泡脚，治疗脚气效果显著。夏天用牡荆枝条泡茶，还可以祛暑湿，预防中暑。其实，牡荆的果实、茎叶和根在全国各地都有入药的记载。

除药用外，牡荆还可以食用，在贵州的少数民族地区，牡荆的嫩枝条还是酿制甜酱的原料。牡荆树姿优美，老桩苍古奇特，是杂木类树桩盆景的优良树种。牡荆的材质坚硬，又是制作家具、木雕、根艺等的上等用材。所以说牡荆有"十八般武艺傍身"也不为过。

【植物形态】

牡荆为落叶灌木或小乔木，小枝四棱形，叶对生，掌状复叶，小叶5，少有3；小叶片披针形或椭圆状披针形，顶端渐尖，基部楔形，边缘有粗锯齿，表面绿色，背面淡绿色，通常被柔毛（图 4-12-2）；圆锥花序顶生，长 10 ～ 20 厘米；花萼钟状，花冠淡紫色，果实近球形，黑色，花期 6 ～ 7 月，果期 8 ～ 11 月（图 4-12-3）。

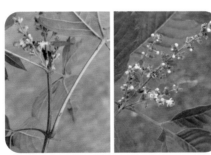

图 4-12-2　**牡荆的小枝和叶**

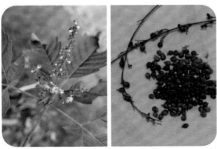

图 4-12-3　**牡荆的花和果实**
（右图来源：中国植物图像库）

【相似植物区别】

牡荆和荆条都是马鞭草科牡荆属植物，二者属于"兄弟"关系，性状极其相近，使用时要注意辨别。

🍂 **牡荆的特点：**背面淡绿色，通常被柔毛，小叶片边缘具粗锯齿。

🍂 **荆条的特点：**背面密被灰白色绒毛，小叶片边缘具缺刻状锯齿，或浅裂以至深裂（图4-12-4）。

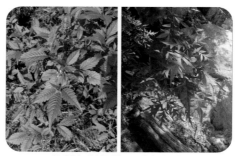

图4-12-4 牡荆和荆条的区别（左牡荆，右荆条）

【现代应用】

马鞭草科植物牡荆是一种传统的药用植物，由牡荆叶提取的挥发油制成的油胶丸已载入《中国药典》。有研究表明，牡荆主要有木脂素类、黄酮类、萜类、酚酸类等成分。药理研究发现，其具有消炎镇痛、抗氧化、抗肿瘤、镇咳平喘、抑菌杀虫、保肝等多种生物活性。

临床上，牡荆主要用于类风湿性关节炎、小儿夜尿、头痛、急性肝炎、脑卒中等疾病。

【民间验方】

1.治疗小儿夜尿：牡荆条7条（10～15克）、海金沙根5～6克，水煎服。

2.治疗头痛：牡荆条根30克。加适量冰糖，炖服。

　　3. 治疗风湿痹痛：牡荆条 6 克、山橘根 6 克、钩藤 4.5 克、红百鸟不歇 3 克、毛冬青 6 克，用黄酒炖服。

　　4. 治疗急性肝炎：牡荆条根 15 克，水煎服。

　　5. 治疗脚气：牡荆条及叶，晒干，打碎，热水泡脚。

　　6. 治疗中暑：牡荆叶适量，泡茶代饮。

【温馨提示】

　　牡荆的果实、茎、叶和根均可入药，但在不同地区，用药部位和治疗的疾病均有差异，使用时请注意区别。

　　1. 牡荆子（果实）：苦、辛、温，具有化湿祛痰、止咳平喘、理气止痛的功效，主要用于治疗咳嗽气喘、胃痛、泄泻、痢疾等。

　　2. 牡荆叶：辛、苦、平，具有祛风化湿、祛痰平喘、解毒等功效，主要用于治疗伤风感冒、咳嗽哮喘、风疹瘙痒、暑湿泻痢等。

　　3. 牡荆茎：辛、微苦、平，具有祛风解表、解毒止痛的功效，主要用于治疗感冒、喉痹、牙痛、疮肿、烧伤等。

　　4. 牡荆根：辛、微苦、平，具有祛风解表、除湿止痛等功效，主要用于治疗感冒头痛、牙痛、疟疾、风湿痹痛等。

（张晓芹）

第十三节 贯众
畲药里防御病毒的"金钟罩"

冬季感冒频发，人们都希望有一套"金钟罩"护体。在畲药里真有一味对于流行病毒、各类炎症疗效很好的药，它就是贯众（图 4-13-1）。

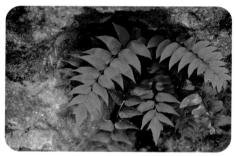

图 4-13-1 **贯众**

【民间应用】

贯众，味苦，性微寒，有小毒，具有清热解毒、杀虫、止血的功效。古代书籍中就有贯众可以治疗流感病毒的记载。陈士铎谓："贯众，实化毒之仙丹。毒未至而可预防，毒已至而可以善解，毒已成而可以速祛"。《本草经疏》谓："疫气发时，以此药置水中，令人饮此水则不传染"。

在浙南地区，畲医常用贯众治疗风热感冒、温热癍疹、吐血、咯血、衄血、便血、崩漏、血痢、带下及肠寄生虫（钩、蛔、绦虫等）病。另外，在畲药里常将贯众捣碎外敷，治疗毒蛇咬伤，无名肿痛。在民间，它是一味在病毒性疾病蔓延时常用的预防和治疗用药，在西医没有抗病毒特效药时，它均发挥了一定的作用。

【植物形态】

《本草纲目》曰："贯众，多生山阴近水处。数根丛生，一根数茎，茎大如箸，其涎滑；其叶两两对生，如狗脊之叶而无锯齿，青黄色，面深背浅；其根曲而有尖嘴，黑须丛簇，亦似狗脊根而大，状如伏鸱。"《中国药典》收载的贯众为鳞毛蕨科植物粗茎鳞毛蕨，药名为绵马贯众，多为东北地区使用，而南方地区多用紫萁贯众。畲族民间使用的贯众（药材名）植物来源主要有3种，分别为紫萁科植物紫萁（紫萁贯众，畲药名黄狗头）、乌毛蕨科植物狗脊蕨（狗脊贯众，畲药名贯众花）、鳞毛蕨科植物贯众（贯众，畲药名公鸡吊），使用部位为根茎和叶柄残基。接下来介绍下畲药里3种贯众的形态特征。

🌿 紫萁贯众：根茎粗短，圆锥形，类球形，无鳞片；叶为二回羽状，三角状披针形，每羽片再分为独立的小羽片，营养叶与孢子叶形态不同；孢子囊密生于孢子叶小羽片背面的两侧（图4-13-2）。

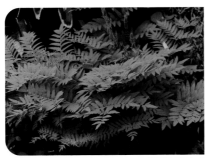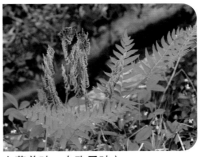

图 4-13-2　紫萁贯众（左营养叶，右孢子叶）

🌿 狗脊贯众：根茎粗壮，圆柱形或四方形，密被棕红色线状披针形鳞片；叶为二回羽状，每羽片再作羽状深裂，不分营养叶和孢子叶；孢子囊群线形、通直，顶端指向前，着生于中脉两侧的网脉上（图4-13-3）。

🌿 贯众：根茎粗短，密被卵状披针形棕色鳞片，叶为奇数一回羽状；羽片10～20对，互生或近对生，镰状披针形，不分营养叶和孢子叶，孢子囊群圆形，着生于内藏小脉中部或近顶端。

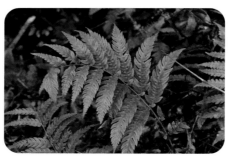

图4-13-3 狗脊贯众

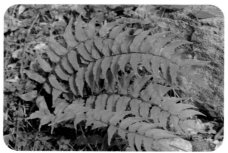

图4-13-4 贯众

【现代研究】

现代药理研究表明，贯众具有抗病毒、抗菌、驱虫、抗肿瘤、抗疟、兴奋子宫、治疗白血病、抗生育、雌激素样作用等，临床用于治疗肺炎、乙型肝炎、病毒性角膜炎、肠道寄生虫病、妇产科出血、前后盘吸虫病、带状疱疹等，并在兽药中有广泛应用，化学成分主要为间苯三酚类、黄酮类、萜类、甾类、脂肪烃类、芳香烃类、苯丙素类、苷类、糖类等，其中间苯三酚类化合物是抗肿瘤及杀虫的主要成分。

【民间验方】

下面总结几个简单的民间验方。

1. 预防流行性感冒：贯众根茎 3 钱，水煎，分 2 次服，儿童酌减；或贯众根茎 2.5 斤、金银花 2 两、甘草 1 两、黄芩 4 两，水煎代茶饮；或贯众根茎、一枝黄花各 4 两，野菊花 3 钱，水煎服。

2. 治疗流行性脑膜炎：贯众根茎 5 斤、板蓝根 3 斤，煎浓汁代茶饮；或贯众 2 两、雄黄 3 钱、生明矾 8 钱，放入饮水缸内，作饮水消毒用，7 天换 1 次。

3. 治疗急性黄疸型传染性肝炎：贯众根茎、凤尾草、马鞭草、摩来卷柏、乌韭各 1 两，水煎服。

4. 治疗毒蛇咬伤后伤口不愈：取贯众 100 克捣碎，加入白酒 500 毫升，浸 10 天后，外洗伤口，每日数次。

5. 解一切诸热毒，或中食毒、酒毒、药毒等：贯众、黄连、甘草各 3 钱，骆驼峰 5 钱。上为细末，每服 3 钱，冷水调下。

6. 治疗钩虫病：贯众 3 两，苦楝皮、紫苏、土荆芥（藜科植物）各 5 钱，水煎服。

7. 治疗血痢不止：贯众根 5 钱，煎酒服。

8. 治疗火烧疮：贯众煅灰，和香油调涂，止痛。

【温馨提示】

1. 贯众味苦，性微寒，有小毒，阳虚阴盛、脾胃虚寒及孕妇慎用。

2. 中医讲究辨证论治，根据每个人不同的症状，药物间互相平衡，畲医同样讲究，所以大家不要盲目跟风，如果身体不适，第一时间还是要去医院，听从医师的建议，合理用药。

3. 虽然紫萁贯众、狗脊贯众、贯众三者在浙江都是广布种，资源相对丰富，但它的入药部位为根茎，从资源的角度来说，再生相对缓慢，所以不要乱挖、乱采。

（金雪艳）

第十四节 紫果槭
玉盘珍馐迎新喜，降脂健胃紫果槭

雪藏千万竹蜻蜓，誓染群山把客迎，
个个已然身健矫，直等风来飞不停。

胃为后天之本，吸收好身体才棒，现代物质生活极其丰富，下面就介绍下既能解油脂，又能祛风除湿，还能健脾开胃的药食两用畲药——紫果槭（图4-14-1）。

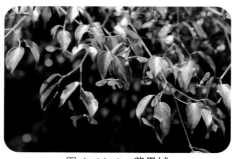

图4-14-1　紫果槭

【民间应用】

紫果槭畲药名油柴、油棍，广泛分布于长江以南省区，它以根入药，在畲药中属于阳药，具有祛风除湿、健脾开胃的功效。很久之前，畲民就发现烧肉时，加入紫果槭的根煮汤共炖，不仅能吸附肉汤中的油脂，而且能让汤更加鲜美，"油柴炖兔肉"在景宁畲族自治县民间是宴席上一道色味俱全的常见药膳。紫果槭不仅有良好的解油腻的作用，还可以健脾开胃，帮助人体更好地吸收药膳中的营养成分，因其炖药膳功效与小香勾类似，所以畲族民间又称其为"大香勾"（图4-14-2）。

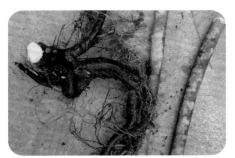

图 4-14-2　**紫果槭的根**

畲药紫果槭在民间主要用于治疗黄疸型肝炎、肝硬化、风湿性关节炎等，因其有很好的清热解毒、祛风除湿、利小便的功效，民间中医还用于治疗跌打损伤及肝火上炎引起的眼痛、眼屎多、头痛。

此外，紫果槭果实幼时为紫红色，极具观赏性，秋天叶又变得红艳欲滴，是一种既可观果又可赏叶的优良园林景观树种，可用于庭院、公园及园路两侧的景观营造，列植、孤植、片植均可，也可用于盆景制作。它的木材坚韧细密，纹理美观，有光泽，是上等的家具良材。原来"貌不惊人"的紫果槭还是个"多面手"（图4-14-3）！

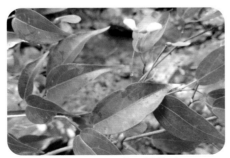

图 4-14-3　**紫果槭的叶**

【植物形态】

紫果槭是槭树科槭属常绿乔木，树皮灰色或淡黑灰色，光滑（图 4-14-2），小枝细瘦，无毛；叶纸质或近于革质，卵状长圆形稀卵形，叶柄紫色或淡紫色，细瘦，无毛；花为伞房花序，总花梗细瘦，淡紫色，无毛，着生于小枝顶端；萼片紫色，倒卵形或长圆倒卵形，花瓣阔倒卵形，淡白色或淡黄白色；翅果嫩时呈紫色，成熟时为黄褐色，小坚果凸起，无毛，果梗细瘦，无毛（图4-14-4），花期4月下旬，果期9月。

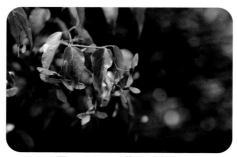

图 4-14-4　紫果槭的果

【现代研究】

目前，对紫果槭的相关研究较少，只有少数关于紫果槭的景观应用和大规格容器苗培育技术方面的文献报道，紫果槭的药理研究与应用处于初始阶段，产业化程度不高，在良种选育、生产标准化和景观应用等方面还有待进一步研究和总结。

总之，对于紫果槭药用价值研究微乎其微，其应用也局限在部分地区，所以值得去进一步研发。

【民间验方】

1. 治疗黄疸型肝炎：紫果槭根60克、寒扭须根（蔷薇科高粱泡）15克，水煎服。

2. 治疗风湿：兔1只、紫果槭的根30～50克，煮水当汤与兔肉文火炖熟服。

【温馨提示】

1. 紫果槭综合利用价值很高，需要合理开发，注意保护自然资源。

2. 紫果槭虽是药食两用畲药，但还是建议在专业人士和医师指导下用药。

3. 在民间有很多畲药或草药方言发音相同但不是同一个药，在日常生活中一定要注意鉴别。

（金雪艳）

参考文献

[1] 程文亮，李建良，何伯伟，等.浙江丽水药物志 [M].北京：中国农业科学技术出版社，2014.

[2] 潘远根，谢昭明，王平南.湖南药物志（第一卷）[M].长沙：湖南科技出版社，2004.

[3] 雷后兴，李建良.中国畲药学 [M].北京：军事科学出版社，2014.

[4] 程科军，李水福.整合畲药学研究 [M].北京：科学出版社，2019.

[5] 甘慈尧.浙南本草新编 [M].北京：中国中医药出版社，2016.

[6] 浙江省卫生局.浙江民间常用草药 [M].浙江：浙江人民出版社，1972.

[7] 郑莉萍，王庭芳，熊礼燕，等.树参属植物化学成分及药理活性研究进展 [J].药学实践杂志，2011，29（1）：4-7.

[8] 中国科学院中国植物志编辑委员会.中国植物志 [M].北京：科学出版社，2004.

[9] 浙江药用植物志编写组.浙江药用植物志（上册）[M].浙江：浙江科学技术出版社，1980.

[10] 郎天琼，罗国勇，王剑，等.苗药乌桕酚性成分研究 [J].亚太传统医药，2019，15（3）：71-73.

[11] 江苏新医学院.中药大辞典 [M].上海：上海科学技术出版社，1986.

[12] 徐佳佳，翟科峰，董璇，等.八角枫的研究进展 [J].黑龙江农业科学，2016（2）：143-146.

[13] 肖艳华，徐卓，杜治平.青钱柳化学成分及抗氧化活性研究 [J].食品科技，2019，44（10）：223-228.

[14] 谢雪姣，刘国华，武青庭，等.青钱柳主要化学成分研究进展 [J].江西中医药，2017，48（12）：78-80.

[15] 浙江植物志编辑委员会.浙江植物志 [M].浙江：浙江科学技术出版社，1993.

[16] 舒柄垚，彭新宇，魏文康，等．牡荆的化学成分及药理作用研究进展 [J].动物医学进展，2020，41（5）：105-110.

[17] 张鹏，宋盼红，付深圳，等．绵马贯众化学成分和药理作用的研究进展 [C].中华中医药学会中药化学分会第九届学术年会论文集（第一册），2014：413-432.

[18] 崔月曦，刘合刚．贯众的研究进展 [J].中国现代中药，2014，16（12）：1043-1048.

[19] 彭火辉．江西大规格紫果槭苗培育新技术 [EB/OL].（2020-10-19）[2021-10-25].https：//baijiahao.baidu.com/s?id=1680983585357238373.

[20] 管帮富，彭火辉，陈华玲，等．紫果槭繁育试验总结 [J].现代园艺，2010（5）：14-22.

[21] 谢宗万，余友芩．全国中草药名鉴 [M].北京：人民卫生出版社，1996.

[22] 许敬生．《植物名实图考》校注 [M].郑州：河南科学技术出版社，1996

[23] 梅旭东，沈晓霞，王志安，等．中国畲药植物图鉴（上卷）[M].浙江：浙江科学技术出版社，2018.